小儿发热疾病防治

主　编
毕道濯
编著者
毕道濯　李士学　魏剑平

U0950612

金盾出版社

内　容　提　要

本书以问答形式介绍了发热疾病的基础知识，常见发热疾病的发热特点、临床表现、治疗方法、家庭护理、饮食调养及预防保健等知识。内容丰富，科学实用，通俗易懂，是家庭必备读物，也可供基层医务人员参考。

图书在版编目(CIP)数据

小儿发热疾病防治/毕道濯主编．—北京：金盾出版社，2002.8

ISBN 978-7-5082-1903-5

Ⅰ.小…　Ⅱ.毕…　Ⅲ.小儿疾病-发热-防治-问答
Ⅳ.R720.597-44

中国版本图书馆 CIP 数据核字(2002)第 021211 号

金盾出版社出版、总发行
北京太平路 5 号（地铁万寿路站往南）
邮政编码：100036　电话：68214039　83219215
传真：68276683　网址：www.jdcbs.cn
封面印刷：北京凌奇印刷有限责任公司
黑白印刷：北京军迪印刷有限责任公司
装订：东杨庄装订厂
各地新华书店经销

开本：787×1092 1/32　印张：6.25　字数：136 千字
2011 年 9 月第 1 版第 5 次印刷
印数：27001—31000 册　定价：15.00 元

（凡购买金盾出版社的图书，如有缺页、
倒页、脱页者，本社发行部负责调换）

目　录

一、基础知识

二、常见发热疾病

三、发热的一般处理

一、基础知识

1. 什么是体温？

简单地说，体温就是人体的温度。但是，实际上人体各个部位的温度是不一样的。比如，我们身体表面的温度就比身体内部的温度要低一些。通常，我们把由皮肤、皮下组织和肌肉等身体的表层（外周）组织的温度称为表层温度。身体表层的温度在不同的部位也是不一样的，而且容易依环境温度和皮肤血流量的多少而改变。当环境温度为23℃时，手部皮肤温度一般为30℃，躯干的温度为32℃，脚的温度为27℃，而额部的温度则可以达到33℃～34℃。一般的规律为，四肢末梢的皮肤温度最低，越靠近躯干和头部的皮肤温度越高。在寒冷的环境中，随着气温的降低，四肢末梢（手、脚、耳等）的皮肤温度降低最明显，而头部的温度变化一般比较小。当气温升高到32℃以上时，身体各个部位的温度差别会逐渐变小。在身体的内部，如脑、心、肺、肝、肾等器官，它们的温度就会比体表的温度要高一些。我们把身体内部的温度称为深部温度。机体的深部温度受环境温度变化的影响要小一些。因此，身体的深部温度也相对比较稳定。严格地说，生理学意义上的体温，是指人体深部的平均温度。

在临床上，我们通常采用测量口腔、直肠或腋窝的温度来反映体温的情况。但是，由于人体状况不同，这些测量方法都有一定的局限性，如直肠温度一般比较接近深部温度，但是它常会受到下肢温度的影响。当下肢寒冷时，下肢回流到髂静脉的血液温度比较低，这样就会降低直肠的温度；口腔(舌下)的平均温度比直肠的温度要低一些，容易受到呼吸、进食和饮水等因素的影响；腋窝的平均温度比口腔还要低一些，由于腋窝不是一个密闭的体腔，容易受到环境温度、测量姿势和出汗等因素的影响，使测量的温度出现误差，所以在测定腋窝的温度时，腋窝中不能有汗，而且上臂要紧贴胸廓形成人工体腔，这样机体深部的温度才能逐渐地传导过来。因此，除了上述要求以外，在测量腋窝温度时，应至少等待5分钟才能达到稳定值。

2. 人为什么会有体温？

通过前面的介绍，我们知道了什么是体温。那么，人为什么会有体温呢？在体内，任何的生命活动都需要热能，但是人体不能直接利用光能、电能、热能和机械能等自然界中的能源，人体所能利用的惟一热能来源是我们日常所吃的食物中所含的各种营养物质。人体所需要的热能主要来源于食物中的糖类、脂肪和蛋白质。其分子结构中的碳氢键中蕴藏着能量，在生物氧化过程中，其分子结构中的碳氢键断裂，生成二氧化碳和水，同时释放出热能和其他能。所释放出的热能，用来维持身体的温度并向体外散发；其他能量以高能磷酸键的形式贮存于体内，以备人体利用。在人体中，最主要的高能磷酸键化合物是三磷酸腺苷(ATP)。人体利用三磷酸腺苷合成各种细胞组成成分、各种生物活性物质和其他的一些物质；细胞则利用三磷酸腺苷来进行各种离子或其他一些物质的运转，维持细胞膜两侧离子浓度差所形成的势能；肌肉则利用三磷酸腺苷所载荷的动能来进行舒张和收缩，从而完成各种机械功。这些能量除了一部分为骨骼肌运动后转变为机械功以外，其他能量最终又都会转变为热量。现在我们知道了，我们所摄入的食物（营养物质）最终绝大部分都会转变为热量。在生物体内，热量是“最低级”的能量形式，它既不能转变为其他形式的能量，又不能为人体所利用，也不能用来做功，但是，热量是维持体温的重要因素。也就是说，人体的体温就是来源于我们日常吃的食物（营养物质）所蕴藏的热能。

3. 影响人体产热的因素有哪些？

人体产热不是一成不变的，它会受各种因素的影响而变化。那么，有哪些因素会影响人体产热呢？总的说来，影响人体产热的因素主要有肌肉活动、环境温度、食物的特殊动力作用和精神活动等。

（1）肌肉活动：肌肉活动对能量代谢会产生巨大影响，任何轻微活动都可以提高代谢率。人体在运动或劳动时，耗氧量会明显增加。这是因为运动和劳动时肌肉的活动需要能量补给，而这些能量主要来自大量营养物质的氧化，如此多的营养物质的氧化，其最终结果，就是产生大量的热。在医学上，常把肌肉活动的程度称为肌肉工作强度，也就是我们平常所说的劳动强度。一般情况下，劳动强度可以用单位时间内人体的产热量来表示，通常把能量的代谢率作为评价劳动强度的指标，见附表。

附表 人体不同状态时的产热量

人体的状态	平均产热量 [千焦/(平方米·分)]
躺卧	2.7
坐	3.4
擦窗户	8.3
洗衣服	9.9
扫地	11.4
打排球	17.0
打篮球	24.2
踢足球	24.9

(2)环境温度:安静状态时(条件为裸体或只穿着很薄的衣服时),能量代谢率在20℃～30℃环境中最稳定,这是由于在这种环境下,肌肉处于松弛状态很少活动的结果。如果环境温度下降到20℃以下时,代谢率就会开始增加。而当环境温度下降到10℃以下时,代谢率就会明显地增加。这种随着环境温度的下降人体代谢率逐渐增加的情况,是由于寒冷刺激反射性引起肌肉紧张和寒战所引起的。肌肉运动的结果使人体代谢率增高,产生热量增加。科学家研究发现,当环境温度升高时,细胞化学反应速度加快,循环系统、呼吸系统和汗腺的活动也会增强。循环和呼吸系统的活动增强,实际上也是循环系统的肌肉,如心肌、血管平滑肌和呼吸系统肌肉运动的增强,所以在这种情况下,人体的代谢率,也就是产热量同样会增加。另外,当体温增加时,人体内由各种生物酶催化的生化反应也会加速,导致人体代谢率增高,即产热增加。

（3）食物的特殊动力作用：我们摄入一定量的食物后，尽管我们处于安静状态下，人体所释放的热量仍然会比我们所摄入的食物本身氧化后所产生的热要多。这种食物能够产生“额外”热量的现象，我们称为食物的特殊动力作用。所摄入的各种食物中，蛋白质所产生的特殊动力作用最强，可以使热量增加30%左右，糖类和脂肪可以增加5%左右。我们通常进食的食物都是混合的，其中含有蛋白质、脂肪、糖类和纤维素等，混合食物所产生的特殊动力作用，即所能增加的热量只有10%左右。有一点需要说明的是，不论食物额外产生多少热，这些热都只能用于维持体温，而不能用于其他的任何机体活动。

（4）精神活动：精神活动出现兴奋时，代谢率、产热量也会增加。正常情况下，我们平静地思考问题时，人体的能量活动一般不会有太大的变化；精神处于紧张状态时，如烦躁、恐惧、哭泣或强烈的情绪激动时会引起肌肉紧张或运动，以及由此刺激而引起激素释放增多等原因，都可以使产热量明显地增加。

所以说，人体的产热量不是一成不变的，它是随着人体的运动、环境温度、所进食的食物种类，以及精神状态的变化在不断变化的。那么，为什么人体的产热量在不断地变化，而人体的温度却能够始终保持在一个相对稳定的状态呢？这就涉及到人体对体温的调节。有关这个问题，我们会在以后的内容中作进一步介绍。

4. 体温是如何变化的？

体温并不是一成不变的，体表的温度会受到多种因素的影响而出现较大变动，即使是体内深部的温度在生理状态下也会出现一定规律的波动。通常情况下，体温有以下几种变化：

(1)除了新生儿以外，体温在一昼夜之间都会出现周期性波动。一般在清晨2～6时体温最低，午后1～6时体温最高，但是波动幅度一般不超过1℃。我们把这种昼夜周期性的体温波动称为体温的昼夜节律，或称为体温的日周期。体温的这种周期性波动与肌肉等活动的状态没有关系，它是由人体内在的生物节律所决定的，受人体的生物钟控制。

(2)年龄因素也是影响体温变化的一个重要因素。通常，新生儿的代谢比较旺盛，体温多比成年人要高一些；老年人的人体代谢率比较低，体温一般要比成年人低。除此之外，新生儿的体温调节机制发育不成熟，对体温的调节能力比较差，因而新生儿的体温容易受环境温度的影响而出现变化；老年人对环境温度的剧烈变化也缺乏耐受力，容易受环境温度变化的影响而引发疾病，所以，新生儿和老年人对环境温度的要求比较高。

(3)性别因素也是影响体温波动的一个重要因素。一般情况下，女性的体温要比男性大约高0.3℃。在女性，体温除了具有昼夜节律以外，还受月经周期变化的影响。通常在月经周期前体温比较高，到月经期体温开始降低，大约要比月经期前低0.2℃～0.3℃，到排卵日体温降到最低，即比月经开始后的体温再降低大约0.2℃，以后体温又恢复到月经前的水平，并一直维持到下1个月经周期的开始前。女性体温的这种变化主要与女性性激素分泌的周期性变化有关。大多数医学专家认为，引起女性体温周期性变化的原因可能是孕激素及其产物的作用。根据女性月经周期体温的变化规律，医生们常通过测定妇女的基础体温来了解性激素的周期性变化及排卵情况，作为治疗女性不孕症的基础条件。

(4)肌肉活动是影响体温最重要的因素。为什么这样说呢？肌肉活动增加时，代谢率就会增加，由此导致了体温升高，尤其剧烈活动时，体温可能升高1℃～2℃。鉴于肌肉活动会影响体温恒定，所以如果给小孩子测量体温，应当等哭闹停止一段时间后再进行，以保证体温测量的准确性。

(5)其他，如精神紧张、情绪激动、吃东西及环境温度等也会对体温产生一定影响。

所以观察体温时，应该在考虑到以上种种因素之后，才能对他的体温变化作出正确的判断。

5. 维持体温的恒定对生命活动有什么意义？

正常情况下体温会出现一定波动，通常对我们的生命活动没有什么特别的影响。我们所说的维持体温的恒定，指的是维持体温在生理波动范围内的相对恒定，而不是将体温固定在某一数值上。那么，为什么要将体温维持在一个相对恒定的范围呢？这是因为人体的任何生命活动基本上都是各种生物化学反应。这些化学反应，特别是酶促化学反应都需要在一定的温度下进行，而且所有的化学反应或酶的活性都会受温度影响而发生变化。有专家研究，体温每升高1℃，可以使人体的化学反应速度增加2～3倍。知道了这些，我们就了解，当体温升高或降低的时候，最基本的新陈代谢等酶促化学反应就会增快或减慢，当新陈代谢增快或减慢的时候，生命活动就会受到影响，甚至可能会危及生命。所以，我们说维持体温的相对恒定是维持人体正常新陈代谢和生命活动的重要条件。

6. 人体是如何维持体热平衡的？

体内物质代谢所释放出的化学能的50%以热量的形式用于维持体温，而另外的化学能在经过能量的转化和利用之后，最后也转变为热量，这些热和维持体温的那些热一起，经过血液循环传导到体表，最后散发到体外。因此，人体所产生的热量在体温调节机制的调控下，产热过程和散热过程始终处于一个动态平衡的状态下。这种产热和散热的动态平衡，我们称为体热平衡，就是这个体热平衡维持着正常体温。如果人体产热和散热的平衡发生变化，就会影响体温发生相应变化，如当人体处于产热大于散热时，体温就会升高；人体处于散热大于产热时，体温就会下降。不论产热增加，还是散热增加，都要使产热和散热过程达到新的平衡时，我们的体温才会在新的水平上稳定下来。

7. 人体是如何产热的？

体温恒定是产热过程和散热过程动态平衡的结果。那么，人体是如何产热的呢？

人体的热是由基础代谢、食物特殊动力作用和肌肉活动三部分所产生的热量组成。在这三部分中，基础代谢所产生的热是整个人体产热的基础。

(1)基础代谢：基础代谢率增高时，产生的热就多；基础代谢率降低时，产生的热就少。一般情况下，男性的基础代谢率要比女性的基础代谢率高15千焦/(平方米体表面积·小时)[(男性基础代谢率为170千焦/(平方米体表面积·小时)；女性基础代谢率为155千焦/(平方米体表面积·小时)]。

(2)食物的特殊动力作用：人体在进食后产生额外的热

量，通常情况下，进食以蛋白质为主的食物时，代谢率增加30%；进食脂肪类食物时，代谢率增加4%；进食糖类食物时，代谢率增加大约6%。食物的特殊动力作用在进食后一般可以维持6～8小时。

(3)肌肉活动：是人体热量的重要来源之一。肌肉(尤其是骨骼肌)活动产热量的变化是很大的，安静状态时，肌肉产生的热量很小。尽管如此，在安静状态下，人体产热量也会比基础代谢率高大约25%，这是因为肌肉为了维持我们的姿势而收缩所产生的热量。当我们处于运动状态时，肌肉产生的热量就会比较大。不同的运动状态，肌肉产生的热量也不一样，走路时，肌肉产生的热量会比安静时增加3～5倍；剧烈的运动时产生的热量比安静时增加10～20倍。

8. 人体是如何散热的?

人体主要是通过皮肤来进行散热的，还有一小部分的热是通过呼吸、排尿和粪便来散发的。

皮肤是散热的主要途径。通常情况下，皮肤是通过辐射、传导、对流和蒸发散热4种方式进行的。

(1)辐射散热：辐射散热就是人体以辐射线的形式将热传给与它接触的外界较冷物体的一种散热方式。通常在室温环境和人体安静的情况下，通过辐射散热大约占人体总散热量的60%。通常影响辐射散热的因素主要是皮肤温度的变化，皮肤与气温的温度差和人体有效辐射面积，皮肤温度稍有变化就会使辐射散热发生很大变化；另外，四肢的体表面积比较大，在辐射散热中占有重要位置。皮肤温度与气温的温差越大，或人体的有效辐射面积越大，辐射散热所散发的热量也就越多。

(2)传导散热:身体内部的热是通过传导的方式到达体表的,皮肤又将一部分热传导给与它所接触的物体,如衣服或被子等。这种人体的热直接传导给与它相接触的物体的散热方式,称为传导散热。通常情况下,影响传导散热的因素主要有皮肤与导热物体的接触面积、皮肤与接触物体的温度差和接触物体的导热性能。一般说来,衣服和被子的导热性能比较差,体热的散发通常不多;脂肪是一种不良的导热体,肥胖者和妇女由于皮下脂肪比较多,他(她)们的体热也不太容易从人体的深部向体表传导,散热也比较少。同样道理,如果我们在皮肤表面涂抹一层油脂,也可以减少体热的传导散发。另外,水的导热系数比较高,我们可以通过这个道理来对发热的患儿进行降温,比如利用冰帽或冰袋给发热的孩子降温。

(3)对流散热:身体周围总是围绕着一层与皮肤接触的空气,身体的热传给这层空气,当这层空气被加热后就会上升,而周围的相对冷的空气又会流过来补充这层流失的空气,结果身体的热就会散发到周围空间。这种人体通过气体或液体来进行热交换的方式,我们就称为对流散热。实际上,对流散热也是传导散热的一种特殊方式。影响对流散热的主要因素就是风速,风速越大,对流散发的热量就越多;相反,风速越小,对流散发的热量就越少。这就是为什么在夏天炎热的气候下,有风的时候我们会感觉凉爽一些的道理。同样,由于棉花和皮毛中空气不易流动,所以也就有利于保温。

(4)蒸发散热:所谓蒸发散热,是指由体表的水分蒸发而带走体热的一种散热方式。每蒸发1毫升水可以从体表带走2.34千焦耳的热量。通常情况下,蒸发散热分为不感蒸发和可感蒸发(出汗)两种方式。所谓不感蒸发是指当水分直接透出皮肤或粘膜而还未形成明显的水滴之前就被蒸发掉的一种散热方式。这种蒸发在人体表面持续地进行，即使是在很冷的环境中也是一样。出汗则是汗腺分泌的汗液在人体的表面形成明显的汗滴后而蒸发散热的一种方式，这种出汗方式是我们能够感觉到的，被称为可感蒸发。通常，影响蒸发散热的主要因素为环境温度、空气的湿度和风速。在环境温度过高时，蒸发散热是一种非常有效的散热方式。

9. 人体是如何调节产热和散热平衡的？

产热过程受到许多因素的调节，但是，不论哪种因素，都是通过改变代谢率来增加和减少产热的。比较常见的影响产热的因素通常有两大类，一类是我们的自身意识调节的，如在感到寒冷时通过运动或增加进食等方法来增加产热；另一类是由神经和内分泌系统根据温度变化自行调整的。我们今天介绍的主要是后一类调节产热的方式。

通常，当寒冷刺激作用于人体时，通过神经系统的传导引起促甲状腺素的释放增加，导致甲状腺素的分泌增加，同时由于交感神经的兴奋所引起肾上腺素和去甲肾上腺素的分泌也增加，从而提高代谢率使产热增加。甲状腺素所引起的代谢率的增加通常需要经过几周时间才能实现。交感神经兴奋所引起的肾上腺素和去甲肾上腺素主要是通过增加细胞的代谢率，使食物在氧化时以热的方式释放出来，这种热被称为化学热。但是，化学热的产生主要与体内的棕色脂肪的含量有关。在成年人的体内几乎不含有棕色脂肪，所以在成年人，通过这一途径所产生的热量一般只有 10%～15%。

实际上，当我们处于寒冷环境中的时候，最快、最直接的产热方式就是通过寒战来产生热量。所谓寒战，就是骨骼肌发生的不随意的节律性收缩。它的节律一般为 9～11 次/分。由于寒战的特点是伸肌和屈肌同时收缩，所以肌肉本身基本上不做功。尽管如此，但产热量却很高，通常发生寒战时代谢率可以比正常情况增加4～5倍。其实，在我们受到寒冷刺激，但还没有发生寒战之前，肌肉就会出现紧张，这被称为寒战前肌紧张。在出现肌紧张时人体的代谢率就会有所增加，但增加得不多。如果寒冷刺激持续存在，人体就会在肌紧张的基础上出现骨骼肌的节律性收缩，也就是寒战。这时候产热量就会明显增加，这样就维持了人体在寒冷环境中的体热平衡。寒战是由下丘脑后部的初级寒战中枢所引起的，来自皮肤和脊髓的寒冷信号可以使这个中枢兴奋，就会发出非节律性的冲动。这种非节律性冲动只能引起全身骨骼肌的张力增加，如果寒冷刺激持续存在，肌肉的张力不断增加，当肌肉张力增加到一定程度时，就会出现寒战。

上面我们所说的是人体对产热的调节，下面我们来说一说人体对散热的调节。在正常情况下，人体对散热的调节主要是通过两种方式来完成的，一种是循环系统对散热的调节，另一种是发汗。

我们已经知道，人体通过热辐射、热传导和对流的方式进行散热时，散热量的多少是由皮肤与环境温度差来决定的。皮肤温度是由通过皮肤的血流量来控制的，皮肤血流量大，皮肤温度就高，与环境温度差就大，散热量就多；反之，散热量就少。正常情况下，人体通过交感神经来控制皮肤血管的口径，达到控制皮肤血流量的目的，从而改变皮肤的温度，调节散热过程。通常，当环境温度在25℃～30℃，而人体处于安静状态时，全身的皮肤血流量大约为200毫升～300毫升/分。在炎热的环境中，交感神经的兴奋性会降低，此时皮肤的小动脉舒张，皮肤的血流量就会明显增加，可以达到3 000毫升～4 000

毫升/分。在寒冷的环境中，交感神经的兴奋性就会增高，此时皮肤的血管收缩，皮肤的血流量就会明显减少。在非常寒冷而又不穿御寒的衣物时，皮肤的血流量最少可以少到50毫升/分。皮肤的血流量减少了，人体的散热也就随之减少了。

人体除了通过辐射、传导和对流等方式散热以外，另外一种散热方式就是发汗。所谓发汗，就是汗腺分泌汗液的活动。汗腺有两种，一种是大汗腺，另一种是小汗腺。大汗腺一般分布于腋窝和阴部，在青春期后开始活动，可能与人类的性功能有关，但一般不参与体温调节；小汗腺遍布全身，并以手掌和足跖的密度最大，其次为额部和手背，躯干最少。我们所说的发汗主要是指小汗腺分泌的汗液。发汗是反射性的活动，汗腺受交感胆碱能神经支配，但起主要作用的是下丘脑的发汗中枢。我们处于安静状态时，如果环境温度达到30℃时便会开始发汗；但是如果空气的湿度大而且衣着比较多时，气温达到25℃便会发汗；运动或劳动时，即使气温在20℃以下，我们也可以发汗，而且发汗的量还会比较多。在温热环境下引起全身各部位的小汗腺分泌汗液的情况，称为温热性发汗。其生理意义在于散热。如果每小时蒸发1.7升的汗液，就可以使人体散发大约4 200千焦耳的热量。温热性发汗主要受环境温度和湿度的影响，环境温度越高，发汗的速度越快。如果在高温环境中的时间太长，发汗的速度会由于汗腺的疲劳而逐渐减慢；如果湿度太大，汗液不易被蒸发，体内的热也会因此而不易被散发；如果风速比较大，汗液比较容易被蒸发，因此容易散热，同时由于散热过程加快而使发汗的速度减慢。劳动强度也会影响发汗的速度，劳动强度越大，人体消耗的热能越多产生的热量就越多，发汗量也就越大。精神紧张或情绪激动的时候，也会引起发汗，这种情况称为精神性发汗，但是这种发汗在体温调节中的意义不大。

10. 人体是如何调节体温的?

在前面的内容中,我们知道了人体通过与环境温度的热交换来散发热量,也明白了采取各种保温措施来减少热量的散失。环境温度是在不断地变化的,一年四季的冷暖温差可以达到几十度。但是人类作为恒温动物却可以通过调节产热和散热过程之间的平衡来维持体温的相对稳定,之所以能够做到这一点,除了前面说的采取某些措施保持体温外,主要是依靠机体自身的调节机制来维持产热和散热的动态平衡。比如在寒冷的环境下,人体就会增加产热而减少散热;当处于炎热的环境时,人体就会减少产热并同时增加散热,通过这一系列调节来保持体温的相对恒定。

体温调节机制有两种形式,一种形式我们称为行为性体温调节,它是指当环境温度发生变化时,人类通过有意识地采取某些特殊措施或姿势来达到降温或保暖的目的,如增加运动量、改变居住条件或增减衣服等。另一种形式我们称为自主性体温调节,这种调节是在中枢神经系统控制下,通过改变皮肤血流量、发汗,改变代谢水平等措施而使产热和散热过程保持动态平衡。在实际生活中,上述两种方式的体温调节是互相关联的,比如,当空气干燥,且气温在15℃～54℃时,如果是裸体的人就可以完全依赖自主性体温调节机制来维持自己的正常体温;如果气温低于15℃或超过54℃时,单靠自主性体温调节机制就不能有效地维持正常体温了,这时候就需要有行为性体温调节机制的参与才能有效地维持正常的体温。行为性体温调节机制是一种有意识的对体温的调节,不是我们今天所要重点介绍的内容。我们所要介绍的,主要是自主性体温调节机制对人类体温的调节，这也就是我们通常所说的体温调节机制。

自主性体温调节机制是通过神经反射，并由下丘脑体温调节中枢所控制的一种复杂调节过程。从生物学角度看，体温调节是生物自动控制系统的一个典型，下丘脑体温调节中枢（包括调定点神经元）好比中央控制系统，由它传出的信息控制着产热器官（如肝、肌肉等）和散热器官（如皮肤血管、汗腺等）等受控系统的活动，从而使受控对象，也就是人体的深部温度维持在一个稳定的水平。但是人体向外散发的热量会受到各种环境因素的影响，如人体的运动状态、环境气温、湿度和风速等的变化，这时候这些变化的因素就会通过温度检测器（皮肤和深部温度感受器）将这些干扰信息反馈给调定点，体温调节中枢将这些信息经过整合后，再调整受控系统的活动，建立一个在当时条件下的体热平衡，使体温保持稳定。这一段话看起来可能有些不太容易懂，简单地说，就是体温调节中枢将信号传给产热和散热的器官来保持人体深部体温的稳定，同时身体的温度感受器通过传导通路将外周的温度信息传给体温调节中枢，体温调节中枢将这些信息经过整合后，再通过人体的自主神经系统来调节皮肤的血流量、竖毛肌和汗腺的活动；同时通过躯体神经调节骨骼肌的活动（如寒战）；与此同时内分泌系统也发生变化，改变代谢率。通过这些活动来维持体温的稳定。

那么，什么是温度感受器呢？简单地说，对温度敏感的感受器就是温度感受器。它分为两类，一类是外周温度感受器，另一类是中枢温度感受器。外周温度感受器存在于我们的皮肤、粘膜和内脏中。这些感受器又分为冷觉感受器和温觉感受器，它们都是游离的神经末梢。当皮肤温度升高时，温觉感受器兴奋；而当皮肤温度下降时，冷觉感受器就兴奋。通常情况下，冷觉感受器在 28℃时发放的冲动频率最高。而温觉感受器在 43℃时发放的冲动频率最高，如果皮肤温度偏离这两个温度时，两种感受器发放冲动的频率都会逐渐下降。中枢温度感受器主要存在于脊髓、延髓、脑干和下丘脑中。

知道了什么是温度感受器，那么，什么是体温调节中枢呢？我们在前面已经说过，人类的体温调节中枢在下丘脑。这个结论是来自这样一个试验：当我们切除一个恒温动物的大脑时，只要能够保持下丘脑及其以下的神经结构完整，那么这个动物虽然可以出现某些行为方面的缺陷，但仍具有维持恒定体温的能力；但是，如果进一步破坏下丘脑，则这个动物就不再具有维持体温恒定的能力了。同时在对下丘脑进行进一步的试验发现，刺激下丘脑的视前区-下丘脑前部时，就会引起人体的散热反应，并且能够抑制寒战；将这一部分破坏后，人体的散热反应就会消失，同时体温就会上升。当刺激下丘脑的后部时，就会引起寒战；当破坏了这个部分时，人体的产热反应就会受到抑制，同时体温就会下降。

那么，什么是调定点呢？我们说，体温的调节方式有点儿类似于恒温器的调节方式。在视前区-下丘脑前部有个调定点，也就是规定的数值，通常为 37℃，如果体温偏离这个规定的数值，就会由反馈系统将偏差的信息输送到控制系统，然后由控制中枢对受控系统来调整并维持体温的恒定。大多数医学专家认为，视前区-下丘脑前部温度敏感神经元可能在体温调节中起着调定点的作用。

11. 发热是怎么回事？

从医学的概念上讲，发热是在致热原的作用下，使体温调节中枢的调定点上移而引起的调节性体温升高，且体温的升高超过了正常值的0.5℃以上。在历史上，曾经有很长一段时间人们将所有的体温升高都叫做发热，并且认为发热是体温调节功能紊乱的结果。到了19世纪末期，有人提出发热并不是体温调节的障碍，而是将体温调节到一个比较高的水平而已。这个观点很快就被多数人所接受，同时也将体温升高分为调节性体温升高和非调节性体温升高两类。所谓调节性体温升高，就是指在发热时体温的调节功能仍然是正常的，只不过是由于体温的调定点向上移动，使体温被调节到一个高水平上而已；非调节性体温升高时，体温的调定点并没有发生变化，而是由于体温调节的障碍(体温调节中枢损伤)、散热障碍(皮肤鱼鳞病、先天性汗腺缺陷、环境温度过高等)或产热器官功能异常(甲状腺功能亢进等)等原因使体温调节机制不能将体温控制在调定点相适应的水平上，因此它是一种被动性的体温升高，在临床上我们常把这种体温升高称作过热。

除了我们所说的调节性体温升高和非调节性体温升高以外，在某些生理情况下也可以引起体温升高。如妇女的月经前期、妊娠、剧烈运动或心理性应激状态时等，体温也可以升高超过正常值的0.5℃。但是由于它们是生理性的现象，所以这些情况不能被称为发热，通常我们将这些体温升高的现象称为生理性体温升高或非病理性发热。

从医学角度上讲，发热并不是一个独立的疾病，而是多种发热性疾病的一个病理过程和临床表现之一。许多疾病就是由于早期出现发热而被我们所察觉和发现，因此发热是疾病的一个重要信号。在多数疾病中，体温的变化常与体内的疾病过程有着特殊的关系，体温的变化曲线常常反映着疾病的病情变化，所以发热常常是判断病情、评价疗效和估计预后的重要参考资料。

12. 引起发热的原因有哪些？

以往，我们把能引起人类发热的物质称为致热原，所以说致热原应该是指具有致热性或含有致热成分的物质。但是，在实际生活中，除了含有致热成分并以一定方式作用于体温调节中枢的致热物能够引起发热以外，其他那些被称为致热原的物质，大多数本身并不含有或没有被证明含有致热成分，尽管它们仍能引起发热。这样看来，我们所用的致热原这个概念似乎不够严密。

为了搞清这个问题，许多学者经过多年的研究终于发现，许多侵入人体内的病原体或炎症等刺激物，不论是否含有致热成分，都可以直接或间接地激活人体的内生致热原细胞产生和释放内生致热原，从而引起发热。医学专家们把能激活内生致热原细胞产生和释放内生致热原的物质称为激活物或发热激活物。所谓的发热激活物通常包括外致热原和某些人体内部的产物。

(1)外致热原：通常是指来自体外的致热物质。常见的外致热原通常是微生物。微生物类致热原一般包括以下几种：①革兰阴性细菌：革兰阴性细菌的胞壁中含有内毒素，它的活性成分是有高度水溶性的脂多糖，一种有很强效应的细菌致热原，其中脂质 A 是决定致热的主要成分。革兰阴性细菌的生物学效应主要是脂多糖引起的，通常微量的脂多糖就能引起剂量依赖性的发热。临床上输液或输血时所出现的发热，大多数是由于污染了脂多糖所致。②革兰阳性细菌：革兰阳性细菌一般通过三种方式引起发热：一是全菌体被细胞吞噬可以诱生内生致热原；二是革兰阳性细菌释放的外毒素具有明显的致热性；三是从革兰阳性细菌的细胞壁分离的一种肽聚糖也具有致热性。③病毒：病毒通常是以其整个病毒体和其中所含的血细胞凝集素引起发热，同时病毒还可以诱生内生致热原而使人体发热。④真菌：真菌的主要致热原是菌体和菌体内所含的荚膜多糖和蛋白质。⑤螺旋体：螺旋体通常由其裂解产物或外毒素致热。

(2)内生致热原：主要有两种，一种是抗原抗体复合物，它主要是通过激活能够产生内生致热原的细胞而产生致热作用。另一种是类固醇，它之所以能够引起发热，通常认为是由于类固醇能够激活白细胞产生和释放内生致热原。

所谓内生致热原就是能够产生内生致热原的细胞在发热激活物的作用下，产生和释放的能引起体温升高的物质。常见的内生致热原有白细胞介素-1、白细胞介素-2、白细胞介素-6、白细胞介素-8、白细胞介素-11、肿瘤坏死因子、干扰素、巨噬细胞炎症蛋白-1、睫状体神经营养因子及内皮素等。

通常，内生致热原引起发热时，都要经过一个潜伏期。这就提示我们，内生致热原需要通过一定的作用方式才能引起发热，也就是说，内生致热原需要启动人体的体温调控机制才能引起发热反应。我们说，发热时的体温调节是和正常的体温调节不同的。内生致热原不但启动升温机制，通过视前区-下丘脑前部发放升温信息传递给效应器官，引起产热增多和散热减少，导致人体的中心温度上升；而且内生致热原在启动升温机制的同时，也启动人体的限制体温上升的机制，通过与内生致热原解热物作用有关的中枢，发放限制体温上升的信息或其他效应而抑制体温升高。因此，在临床上大多数疾病在发热时，体温不会无限制地上升，一般很少超过41℃，通常达不到42℃。因此，发热时参与体温调控的中枢包括两部分，一部分是正调节中枢。另一部分是负调节中枢，发热时体温上升的高度是体温的正调节和负调节中枢相互作用的结果。

13. 发热时体温是如何调节的？

前面说过，体温调节有些类似于恒温器的调节，就是在体温调节中枢内部有一个调定点，当体温偏离调定点时，温度感受器将偏差的信息输送到中枢控制系统，后者将这些信息进行综合分析后，再与调定点进行比较，然后通过对产热或散热系统的调控而把中心温度维持在与体温调定点相适应的水平。

通常，体温调定点的正常值在37℃左右。当发热时，来自体内外的发热激活物作用于内生致热原细胞，引起内生致热物质的产生和释放，这些内生致热物质经过血液循环到达神经中枢，引起神经中枢释放发热递质，发热递质相继作用于相应的神经元，使体温调定点向上移动。在体温调定点向上移动后，调定点的值就高于了人体的中心温度，这时候体温调节中枢则开始对产热和散热进行调整，从而将体温升高到与调定点相适应的水平，这就是发热。随着体温的上升，体内的体温负调节中枢也被激活，开始产生负调节递质，这些递质同样作用于相应的神经元，产生限制调定点向上移动的作用，由此限制体温上升。体温上升的水平决定于正负调节的相互作用，所以发热时很少会超过41℃，正是这样也就避免了高热所引起的脑细胞损伤。发热时的体温调控是人体自我保护功能和自稳调节机制的典型，在生物学上具有重要意义。

发热持续一段时间后，随着发热激活物被逐渐控制或逐渐消耗，增多的发热递质和内生致热原被逐渐地降解或清除，体温调定点也逐渐地恢复到正常水平，体温也就相应地逐渐下降至正常水平。我们把发热时体温的上升、持续和下降到正常的过程称为发热的时相。通常发热过程大约分为3个时相：

(1)体温上升期：发热开始阶段，正调节占优势，体温调定点向上移动，原来的正常体温变成了冷刺激，体温调节中枢对冷信息产生反应，向散热中枢发出抑制指令，结果皮肤血管的收缩和血流减少，使散热减少；同时体温调节中枢也向产热中枢发出兴奋指令，引起物质代谢加强和寒战，由此导致产热增加。因此，这一时期的特点是产热增加和散热减少，产热大于散热，体温因此升高。同时由于皮肤温度下降，孩子会感到发冷，因立毛肌收缩，皮肤还可以出现鸡皮疙瘩。

(2)高温持续期：当体温升高到新的调定点水平时，正负调节的共同作用便不再上升，但是在这个与新调定点相适应的高水平上波动，因此我们将这个时期称为高温持续期。在高温持续期，由于体温已经和调定点相适应，所以寒战停止并开始散热。这个时候体温调节中枢按照正常的方式来调节产热和散热，所不同的是产热和散热都是在一个新的比较高的水平上进行的。由于散热反应开始，皮肤血管扩张，血流量增加，并由此引起皮肤的温度上升。这时候，孩子不再感到寒冷，反而由于皮肤温度的升高而出现酷热的感觉，鸡皮疙瘩也会消失。同时，皮肤温度的升高加强了水分的蒸发，从而会感到口干舌燥。由于疾病的不同，高温持续期所持续的时间可以从几小时到1周以上。

(3)体温下降期(退热期)：经历了高温持续期以后，由于发热激活物及发热递质的逐渐清除，体温调定点又回到正常水平。此时，体温又高于调定点，体温调节中枢又会发出信息，使散热进一步增加，产热减少，体温下降，并逐渐恢复到与正常调定点相适应的水平。在退热期，由于高温所产生的热信息对发汗中枢的刺激，汗液分泌增加，引起大量出汗，甚至可能引起脱水。退热期可以是几个小时，也可以是几天。

14. 发热的标准是什么？

正常情况下，体温可以在一定范围内波动，同时测量体温时的部位在反映孩子的真实体温的数值上也有差别。同样条件下，在孩子的腋下、口腔和直肠所测得的温度数值依次相差0.5℃，即腋下温度最低，口腔温度较高，直肠内温度最高。因此，当孩子的腋下温度超过37.5℃，口腔温度超过37.7℃，直肠内温度超过38℃时，才可以被称为发热。

通常情况下，在一天之内，体温会随着时间的不同，以及孩子活动量的大小而出现变化。清晨，孩子在睡觉时肌肉活动很少，代谢率也比较低，所以此时的体温是一天之中的较低点；傍晚，在经过一天的活动之后，体温就达到了最高点，但是这种体温的生理性波动一般在一天之内不超过1℃。另外，当孩子在吃奶、饭后、运动、哭闹、衣被过厚或室温过高时，体温也会出现暂时性的升高。所以，我们说，在测孩子体温时，尽管没有超过我们在前面所说的标准，但是如果他在一天之中的体温波动超过了1℃，我们也要考虑他是否发热了。

15. 发热有哪些类型？

临床上根据发热持续时间、发热程度和发热时的温度变化特点，将发热分为以下几种类型：

(1)发热持续时间：发热持续时间超过14天(2周)的，称为长期发热；发热持续时间在14天(2周)以内的，称为短期发热。

(2)发热程度：根据发热程度将发热分为4种类型(均以

腋下温度为标准):①低热,体温低于38℃。②中度发热,体温在38℃~39℃。③高热,体温在39℃~40℃。④超高热,体温超过41℃。

(3)体温变化特点:根据发热时体温变化的某些特点,将发热分为几种特殊的类型,有利于对疾病的诊断,如:①稽留热:这种热型的发热,体温在39℃~40℃,并可持续数天或数周,而且在一天之内体温波动的范围不超过1℃。稽留热常见于大叶性肺炎或伤寒等疾病。②弛张热:弛张热时,患儿体温也在39℃以上,但是体温波动很大,一天之内体温的升降可以达到2℃以上。弛张热常见于风湿热、败血症、脓毒血症等。③间歇热:间歇热的特点是在很长一段时间内,发热期和无热期交替地出现,发热的程度可以是高热,也可以是低热。间歇热常见于疟疾、回归热、布氏杆菌病及淋巴瘤等。④不规则热:不规则热是指发热没有一定的规律,常见于风湿热、流行性感冒、支气管肺炎、肺结核等疾病。在这里需要提醒大家注意的是,在疾病过程中,并不都是表现为简单一种热型,有时候可以有两种,甚至两种以上的热型同时存在。另外,由于抗菌药物的广泛使用,使感染得到了比较及时的控制,或者由于解热药物或肾上腺糖皮质激素的应用,都会使疾病(主要是感染性疾病)的热型变得不典型,所以对所有发热的孩子都要在进行全面的病情分析后才能做出最后的诊断。这也就是为什么有时候当孩子因病住院治疗的初期,医生并不急于对他的发热进行处理的原因。因为医生需要通过对热型的观察来帮助做出诊断,以便更好地对孩子进行治疗。对此家长应该有充分的理解。

16. 体温计有哪几种类型？

日常生活中，我们常用的体温计有3类，即水银体温计、液晶（前额）体温计和电子体温计。

（1）水银体温计：测量体温最准确。水银体温计的管子由玻璃制成，中空，内部盛有水银。根据使用方法的不同，又分为腋下体温计（腋表）、口含体温计（口表）和直肠体温计（肛表）3种。水银体温计的测量原理是，当水银受热膨胀时，就会沿着体温计的管壁上升，达到刻度上的某一点，此点的读数即为孩子的体温数值。温度的数值通常有两种单位，即华氏温度和摄氏温度。我国使用的各种体温计所标定的温度均为摄氏温度。

（2）液晶体温计：一般由塑料制成，它的一面为热敏片，另一面为液晶显示屏。使用时，将有热敏片的一面放在孩子的前额上，液晶屏随即变亮，并显示数字或颜色。液晶体温计不像水银体温计那么准确，但是它使用起来更方便，更快速，同时也比较安全。

（3）电子体温计：在外观上有些像水银体温计，但是比水银体温计要粗大一些。它的一端是大约1厘米长的热敏探头，另一端有一个显示液晶数字的小窗口。当孩子的皮肤接触热敏探头时，小窗口中就会出现相应的温度数字。电子体温计的优点是使用方便，测温快速，同时读取结果更直观。但是，电子体温计测量体温不是非常准确，并且测量结果容易受体温计中电池电量大小的影响，所以不适合做比较精确的体温测量。

观察水银体温计的温度值比较困难，具体做法是：用右手拇指和食指捏住体温计不含水银的一端，然后慢慢转动体温计，直到看到一条粗的银色线为止，这条银色线顶端所达到的刻度就是测得的体温值。

通常情况下，如果我们给婴儿测量体温，最好使用显示比较快捷的体温计，如液晶（前额）体温计或电子体温计，以避免由于孩子烦躁不安而影响测量结果。对于1岁以上的孩子，可以用直肠体温计或腋下体温计来测量体温（腋下温度比实际体温大约低0.6℃，直肠的温度更接近实际的体温，所以用直肠体温计测得的体温更准确）。当孩子到了六七岁，在保证他不会咬碎体温计的情况下，可以改用口含体温计或腋下体温计测量体温。

17. 怎样给孩子测量体温？

前面说过，水银体温计测量的结果比较准确，但测量的方法却比较复杂，同时医院里最常使用的是水银体温计，所以我们在这里主要介绍如何用水银体温计给孩子测量体温。给孩子测量体温的时候，根据所使用的体温计的不同，具体的测量方法和测量时间也有所不同。

（1）腋下体温计（腋表）测量体温的方法：①让孩子背对着您坐在您的腿上，抬起他的左臂，露出腋窝。②用您的右手拿体温计，将储有水银的一端放到孩子的腋下，然后放下孩子的手臂夹住体温计。③5分钟后取出体温计读数。

（2）直肠体温计（肛表）的使用方法：①用婴儿润肤霜或油润滑体温计的水银球部分。②让婴儿平卧，左手握住他的双脚（把手指垫在两踝关节之间，避免它们互相摩擦），提起双腿，露出肛门；也可以让孩子趴在您的腿上。③用右手将体温计轻轻插入肛门内2.5厘米左右。④2分钟后取出体温计读数。

（3）口含体温计（口表）的使用方法：①让孩子张开嘴，抬起舌头，把体温计放在舌下。②让孩子用舌尖顶住下牙床（这样可以使体温计固定不动），然后闭紧双唇夹住体温计（注意：

不是咬紧牙关，否则会咬断体温计)，使口腔成密闭状态。③再检查一次，保证他的确不是用牙咬着体温计。④3 分钟后取出体温计读数。

使用体温计有关的注意事项如下：首先，不要随便给孩子测体温，除非他有精神不振、周身发冷或额头发烫等情况。其次，使用口表测体温，只适用于年龄比较大(7 岁以上)、懂事、能听话并且合作的孩子。第三，当孩子口含体温计时，一定要有人看护他，并且不要和他讲话，也不要逗他笑，直到测完体温为止。第四，如果体温计碎在口中，应迅速、小心地清除玻璃碎片；有水银泄出时，应尽量让他吐出来；如果孩子把水银咽下去了，要立即送他去医院。第五，无论使用哪一种水银体温计，在使用之前都应先拿住无水银的一端用力甩动，直到水银柱降到 35℃以下为止。体温计使用后应该用肥皂和冷水清洗，或用 75％的酒精擦拭或浸泡进行消毒。注意，千万不要用热水冲洗体温计，那样做的话，体温计有可能会炸裂。

18. 中医对发热性疾病是如何认识的？

中医理论中发热性疾病分为外感热病和内伤发热两部分。外感热病是感受外邪而发病，在病变过程中出现各种症候类型，并有不同程度发热的一类疾病。内伤发热是由于脏腑功能失调、气血阴阳亏虚所引起的以发热为主的病症，一般起病较缓，病程较长。从性质来分析，都是人体气血津液、五脏六腑的生理功能受到了不同程度的损害，但前者反映了人体正邪斗争的进退，后者则反映了阴阳失调的变化。结合现代医学，两者分别相当于感染性和非感染性因素所引起的发热。

儿童处于生长发育中，脏腑功能尚未成熟，免疫力较差，容易感受外邪而发病。临床上，儿童的发热性疾病往往以外感热病居多。

19. 什么是"正气"与"邪气"?

中医理论将感受于外界的致病因素称为"邪气";而将人体的抗病能力称为"正气"。发热就是邪气由外入内侵袭人体,正气由内向外以抵抗邪气,正邪交争于肌表的结果。邪气与正气的盛衰变化,体现在整个疾病过程中,反映出外感邪气与人体抗病能力之间相互斗争的状况。正邪双方的不断消长可表现为以下几种情况:

(1)正胜邪退,正气能够祛邪外出,正气充盛,感邪轻浅,治疗及时正确,邪气难以进一步发展,从而使其对人体的作用终止或消失。

(2)邪去正虚,由于邪气亢盛,病势剧烈,正气受到了严重耗伤,所以在病变后期,即使邪气被祛除,病邪对人体的作用已经消失,但正气仍未恢复而表现出虚衰的症状。

(3)正虚邪恋,平素正气虚弱,治疗不够彻底,使正气已伤,而外邪未能驱尽,或者因为邪伏日久,正气虚弱,无力逐邪,以至于病情缠绵难愈。

(4)邪胜正衰,病邪势盛,加之人体虚弱,无力抗邪,不能制止邪气致病作用的迅速发展,人体受到的病理性损害逐渐严重,最终导致正气衰竭,危及生命。

20. 外感热病的致病因素有哪些?

风、寒、暑、湿、燥、火六种气候,称作"六气",是自然气候变化的正常现象。在太过或不及的反常情况下,就成了致病邪气,称之为"六淫",是外感热病中最常见的致病因素。六淫致病,往往与季节有关,如春季多风病,夏季多暑病等。由于气候变化的复杂性，以及体质的感受性不同，在同一季节里，就可能会有不同性质的外感病，而且所感受的邪气，也不完全是单纯的。以风邪来讲，有风寒、风热、风湿等几种邪气同时感受的病变。

“疫疠”也是外感热病的致病因素。“疠”是天地间的一种不正之气，“疫”有传染的含义。疫疠可以理解为现代医学中传染病的病原体。它的形成原因是多方面的，最主要的有以下两种：一是由于气候的特殊变化和自然灾害，如寒暑、台风、洪水、久旱，以及山岚瘴气的郁蒸而形成；二是由于环境卫生不良，蚊蝇老鼠过多，病死的动物尸体没有及时处理，秽浊杂物清理不善，日久腐败，化为疠气。儿科的很多疾病，如麻疹、风疹、猩红热、白喉、水痘、流行性腮腺炎（痄腮）等，都是疫疠之气所致。

21. 六淫致病的特点是什么？

（1）风邪致病，多在冬春季节。容易兼有其他性质的邪气共同作用于人体，从而形成风寒、风热、风湿等病邪。风邪性质属阳，具有升发、向上、向外的特性。故多由口鼻或皮毛处侵犯入内；风邪又有疏泄、升散的特性，致病后可见汗出，怕风等症状；此外还具有善行而数变的特性，所以风邪致病起病急、易变化。

（2）寒邪多在冬季或气温较正常偏低的气候条件下致病。寒邪性质属阴，容易损伤人体阳气，产生阳气受遏，甚至阳气不足的症状，如恶寒、腹痛、吐泻等；寒邪凝滞，困阻气机，可以引起气血运行不畅的各种疼痛症状，如头痛、全身痛、骨节疼痛等；寒邪收引，收敛气机，当寒邪犯于肌表，则腠理闭塞而无汗；当寒邪犯于筋脉，则肢体拘急、屈伸不利。寒邪虽为寒凉属性，开始侵犯人体时热象多不显著，但随病势的发展，寒邪每可化热，而以热象为主要表现，所以寒邪经常成为外感热病的重要病因。

(3)暑邪是夏季暑气当令时所特有的一类病邪，多在夏季以及初秋致病。暑邪性质属阳，具有炎热的特性，致病后可出现高热、烦躁、出大汗、脉洪大的症状。暑邪易耗气伤津，多有口渴喜饮、溺赤短少、气短乏力的症状。暑邪为火热之邪，它所引起的疾病有起病急、转变快的特点。夏季天暑下迫，地湿上蒸，故暑邪很易兼挟湿邪为病。

(4)湿邪多在夏秋之交或其他潮湿的环境下致病，容易侵犯肌肉和脾胃，所以发病后以肌肉和脾胃见证为主要表现。湿邪属阴邪，其性重浊，致病后常见头身困重、四肢酸懒发沉、小便浑浊；湿易伤阳，可见面色萎黄、精神不振等症状，后期每有阳虚见证；湿邪具有粘滞难解的特点，湿邪致病往往病程较长，缠绵难愈。此外，湿邪郁久也有化热的趋势。

(5)燥邪多在秋季致病，初起侵犯肺卫，其性干涩，可耗伤津液，故见干咳少痰、口鼻干燥、咽干口渴、皮肤皲裂、小便短少、大便秘结等症状。燥邪可兼具寒凉或温热之性，形成凉燥病邪与燥热病邪。

(6)火热属阳邪，其性上炎而耗灼阴液，其所引起的病症可见高热、心烦口苦、咽干舌燥、大便燥结、小便短赤等症状。在病变过程中易有邪热闭阻心包而神昏，热盛动风而惊厥，深入血分而动血等危证的发生。六淫病邪虽性质各异，但都可以兼具或转化为火热性质的病邪。

22."恶寒"与卫气有什么关系？

在中医外感热病的诊断和治疗中，我们常常可以接触到

“恶寒”的概念。恶寒是指自觉寒冷，虽添衣加被而不能缓解的一种症状。只要恶寒存在，就说明正气未能抗邪外出，表证依然存在。

正常的人体，总是皮肤温暖，肌肉调达，腠理严密。健康的皮肤、肌肉，才能抵御外邪的侵袭。这主要依赖于卫气的作用。卫气是全身之气的一部分，它的主要功能是温暖滋润皮肤、肌肉，司汗孔开合，抵御病邪，调节内外环境。一旦邪气侵袭了人体，卫气便首当其冲，与外邪抗争，在产生发热现象的同时，温暖皮肤肌肉的功能便不能保证，因而产生了恶寒的现象。如果卫气能够战胜邪气，则汗出、热退而邪气外解，卫气的功能也恢复了正常，恶寒消失。反之，邪气偏胜，则仍然恶寒，而表证也就不会消失。

23. 何谓“卫气营血”？

卫气营血是热病过程中互有联系，但又相互区别的 4 个阶段，每个阶段有代表性的主要症候，显示了与脏腑功能变化的关系。

(1)卫分症状：多见于外感发病之初，发热，微恶寒，无汗或少汗，头、身疼痛，鼻塞，声音重浊，咳嗽，舌苔薄白，脉浮。这些症状的出现，是由于邪气外束腠理，汗孔开合不利所致。此时，虽然发热，但还是微恶寒，或恶风不解，这就是表证。

(2)气分症状：邪入气分的时候，一般表邪已净，里热渐盛，所以发热不恶寒，而反恶热，汗出，气粗，口渴，脉象滑数或洪大，舌苔由白转黄。如果热邪传入胸膈之上，就兼有胸中烦闷，潮热等症。传入肠胃，就有腹胀满痛，恶心呕吐，大便秘结，小便涩，色黄赤，脉象实数，舌苔多见黄厚干燥等证，一般称之为里证。

(3)营分症状：主要是烦躁不宁，夜不能寐，唇燥口干，饮水不多，甚至壮热神昏，热势持续不退，午后、夜间热势更盛，周身斑疹隐隐，小便热痛涩少或溲赤如血，舌质红绛。

(4)血分症状：邪热内陷于血分，舌色必然深绛，若紫而干且晦暗，则病情更重。热入血分，迫血妄行，所以外见斑疹显露，内见吐血、鼻出血、便血，大便色黑易解，昼静夜躁，谵语发狂，甚至痉挛昏厥。

24. 什么是中医理论中的发热机制与热型？

中医认为，发热的主要原因是外邪侵犯人体后，正气奋起抗邪，导致阳热亢盛而引起发热。发热是邪正相争的一种全身反应。外感热病后期，除了由外邪未尽而造成发热外，亦可因阴液大伤，体内阴阳平衡失调，虚热内生，而致发热，偶尔还可见阴阳离绝时，阳气外浮而发热。在内伤发热中，除由气血阴阳失调而致虚热外，还可因气滞、血淤、水湿等郁结壅遏化热而引起发热。

在中医理论中，辨析发热类型对于判断病变性质、部位、发展趋势和转归有非常重要的意义。最常见的发热类型有以下几种：

(1)发热恶寒：指发热与恶寒并见。其中恶寒重，发热轻，为风寒袭表；恶寒轻，发热重，为风热犯于肺卫；如果表邪较甚者，也可表现为发热重而恶寒明显；发热恶寒，身体困重，关节疼痛，舌苔白腻，脉濡者，为风湿客表；壮热而背微恶寒，大汗，口渴欲饮，脉洪大者，为阳明热盛。

(2)寒热往来：指恶寒与发热交替发作。其中寒热往来，心烦喜呕，口苦咽干，目眩，胸胁苦满，舌边红，苔薄黄，脉弦数者，为邪入少阳，枢机不利；寒热起伏，寒甚热微，脘痞呕恶，苔浊腻白如积粉者，为湿热秽浊郁闭膜原；寒热交替发作，间隔定时，每日、隔日或3日发作1次，先恶寒，继而高热，最后汗大出而热退，多为疟邪所致的疟疾。

（3）壮热：是指热势壮盛，为里热已盛之象。其中身壮热而面赤口渴，大汗出，小便黄赤短少，舌红苔黄者，为气分邪热亢盛；身灼热，入暮尤甚，口干不多饮，心烦不寐，舌红绛，苔少，脉细数者，为邪热深入营血。

（4）潮热：指发热盛衰起伏有定时，如同潮汛。其中有日晡潮热，即下午4～8时热势为甚，且伴有手足汗出，腹部满硬疼痛，大便秘结，舌苔焦黄，脉沉实者，为热结阳明肠腑；午后或夜间发热，口干不欲饮，舌见淤斑或发绀，脉细涩，为淤热内蓄；午后低热，手足心热，心烦盗汗，舌红而光，脉细数者，为阴虚内热。

（5）身热不扬：指身热稽留而热象不显，同时可见热势午后稍盛。可见于湿热。

（6）发热夜甚：指发热昼轻夜重。可见于热入营分，营阴耗伤以及热入血分，淤热互结。

（7）夜热早凉：指至夜发热，晨起热退身凉。可见于外感热病后期，为邪伏于阴分。

（8）低热持续：指热势低微而持续难退。如兼见手足心热甚于手足背，舌枯萎者，为肝肾阴虚，邪少虚多之证；兼见口渴欲饮，不欲食，舌绛光亮者，为胃阴大伤，虚阳独亢。

25. 中医理论中的出汗机制与类型是什么？

汗液为水谷精微化生，正常人在天气温暖时，阳气疏泄，气血趋向体表，故常有汗出。而当天气寒冷时，阳气内藏，气血趋向于里，故少汗或无汗。在外感热病中，外邪的入侵，导致腠理开合失司，造成当汗出而无汗，或者汗出过多，甚至出现气阴外脱的危候，所以汗出异常与腠理的开闭状态、体内津液是否充盈、正气的存亡有着密切的关系。常见的汗出异常类型有以下几种：

（1）无汗：全身无汗，恶寒发热，头身疼痛，苔薄白，脉浮紧者，为风寒在表的表实证；无汗，发热恶寒，口渴咽痛，小便黄赤，苔薄白而干，脉浮数者，为风热犯于肺卫而邪郁肌表，闭塞腠理；无汗，烦躁灼热，舌绛，脉细数者，为邪入营分而营阴耗伤，无作汗之源；无汗，头胀困重，肢体沉重，苔白腻，脉浮紧或濡者，为湿邪困于肌表。

（2）大汗：如见灼热，烦渴，脉洪大者，为气分热炽，迫津外泄；大汗热而粘稠，或汗出如油，神志恍惚，舌红无津，脉散大者，为津气外泄；冷汗淋漓，肤冷肢厥，舌淡无华，脉伏或微细欲绝者，为阳气外脱，又称为绝汗。

（3）时时自汗：指在外感热病过程中，较长时间地出汗。其中汗出恶风，周身酸楚，苔薄白，脉浮缓者，为风寒在表，营卫不和的表虚证；汗出量小，恶风畏寒，肢体重着，小便短少，苔薄微腻，脉濡者，为风湿伤表证；发热汗出热减，继而复热，胸脘痞闷，苔腻，脉濡数者，为湿热相蒸。

（4）战汗：在外感热病过程中突然见肢冷甲青，脉沉伏，继而战栗，全身大汗淋漓，汗后脉静身凉，病情向愈，或汗后脉急疾，四肢厥冷，神情萎顿，则为阳气外脱。

此外在内伤发热，以及外感热病后期常常可有自汗与盗汗。自汗指白昼时汗出，动辄尤甚，为阳虚之象；盗汗指寐中汗出，醒来自止，为阴虚之象。

26. 中医对口渴及其类型的辨析有哪些？

口渴是由于口中缺乏津液而产生的一种主观感觉，因而口渴的情况可以反映体内津液的状况。产生口渴的原因包括：全身津液耗损，特别是外感热病后期邪热伤阴，很容易导致口渴；津液输布失常，不能上承于口而渴，每见于气机阻滞而气不化津的病症。对其辨析应注意口渴的程度、是否想要饮水、喜饮热水还是冷水等方面。

口渴欲饮：如欲饮冷水且饮水较多，并伴壮热汗出等证者，为气分里热壮盛、津液耗伤；如见于病之初起，饮水量小者，多为风热或燥热之邪犯于肺卫，津液受伤；如见于病之后期，为伤及肺胃阴液；口渴欲饮热水，并见胸脘痞闷，呕恶者，为水湿痰饮中阻，津不上承，一般饮水量不大。

口渴不欲饮：指口中有干渴感，但不一定有饮水的要求。一般为湿邪阻于中焦，津液不能上承于口；如伴身热心烦，为热入营分，蒸腾营阴上升，营阴虽伤，但渴不欲饮；如口渴漱水不欲咽，为淤热相搏。

口苦而渴，多为气分热郁少阳胆经，痰热内阻的表现。此外，在外感热病中也可见到口不渴的，多属于寒、湿等阴邪为患。

27. 外感热病中的舌诊有哪些内容？

舌诊是中医望诊中的重要内容，包括辨舌苔和舌质，主要从其色泽、形态、润燥等方面来了解正气的盛衰、病邪的性质、病位的深浅、病势的进退以及预后。在外感热病的舌诊中，舌苔的变化主要反映卫分与气分的病变和病邪的性质，而舌质的变化主要反映营分与血分的病变和津液的盈亏。

(1)辨舌苔，从颜色上可以分为白、黄、灰、黑四色。

白苔的厚薄，可反映病邪的部位。薄者主表，邪在卫分，病较轻浅；厚者主里，邪在气分，多见于湿热为患的病症。白苔润燥，可反映津液的盈亏，润者主津液未伤；燥者主津液受伤。若见垢腻者主湿，厚浊粘腻者主湿痰秽浊。苔薄白而润，舌质正常者，为正常舌象。

黄苔多从白苔转化而来，为邪入气分，热势转盛的重要标志。一般薄者病邪初入气分，热势尚轻；厚者为气分热势已盛，或有热结肠腑，病势较深；尚润者为津伤不甚；腻者为湿热蕴阻；燥者为津伤之象。

灰苔可以从白苔转化而来，也可以从黄苔转化而来，或灰黄苔并见，既可见于实热证，也可见于虚寒痰饮证。苔灰干燥，甚则焦裂起刺者，为阳明腑实；苔灰而粘腻、润泽多粘涎者，为兼挟痰湿内阻；苔灰滑多津者，为阳虚有寒。

黑苔多从黄苔或灰苔发展而来，多数见于热盛阴伤之证，但也可见于痰饮、寒湿证。黑苔焦躁起刺，质地干涩苍老者，为热结肠腑、肾阴耗竭之象；苔黑干燥，舌质红者，如兼见心烦不眠，为真阴大伤而心火炽盛；苔干黑而舌质淡白无华者，为热病中热入营血，大量出血后气随血脱；遍舌黑润者，为兼挟痰饮内伏；黑苔滑润，舌质不红者，为热病后期，因阳气不足而转化成寒湿内盛之证。

(2)辨舌质，从颜色上大致可以分为红、绛、紫三色。

人体正常舌质呈红色，在外感热病中，根据舌质红色的深浅、分布的范围以及质地的润燥，可以帮助判断病邪的部位和阴液的盈亏。如满舌红赤多标志热已入营；边尖红赤则病在卫分；舌红而苔垢较多，为邪热炽盛；舌红而干燥为津伤；色淡红少苔为气阴受伤；色淡白为气血不足或虚寒之象。

绛为深红色，绛舌多从红舌发展而来，其中有主营分热盛者，有主阴液大伤者，当以舌质的润燥与苔垢情况来加以区别。舌绛而荣润鲜泽者，为热入心包；舌绛而少津者，为邪热劫伤营阴；舌绛而光亮如镜，干燥无津者，称之为"镜面舌"，为胃阴衰亡之象；舌绛有黄燥苔者，为气分、营分邪热俱盛，即气营两燔。

紫舌较之红绛，舌色更深，多从绛舌发展而来，但所主病症有热极、阴竭、淤血等不同。舌焦紫起刺者，又名"杨梅舌"，为血分热毒极盛之象；舌紫晦而干，枯萎无苔，状如猪肝，为肝肾阴竭，预后不良；舌紫而淤暗，为兼挟淤血，感受外邪后淤热相搏。

28. 什么是高热惊厥？

高热惊厥，也称热性惊厥，高热是小儿时期，特别是婴幼儿惊厥最常见的原因。高热惊厥通常发生在 6 个月以上的孩子，一般 5 岁以后就非常少见了。

引起高热惊厥的原因目前尚不十分清楚，一般认为与以下两种因素有关：一种是年龄因素。通常认为孩子的年龄比较小，神经髓鞘发育不成熟（神经髓鞘就像电线外面包裹的包皮），当高温引起中枢神经系统某处的细胞发生异常放电时，这些生物电在传导的过程中，由于神经纤维缺乏髓鞘的包裹，容易形成神经细胞放电的泛化（就像电传导过程中的短路一样），造成周围神经细胞同时发生放电，引发惊厥发生。另一种原因是遗传因素。医学专家研究发现，在发生高热惊厥的患儿中，将近 60％的近亲有高热惊厥史或癫痫病史。一般情况下，各种急性感染都可以引起高热惊厥，以急性病毒性上呼吸道感染引起的居多。

高热惊厥一般都发生在急骤高热开始后的12小时以内，发热时的体温常高达39℃～40℃。惊厥发作的时间一般都比较短暂，通常都在几秒钟到几分钟，很少超过10分钟，但也有长达几十分钟的。在医学上一般根据高热惊厥发作的特点和预后的不同可以分为两种类型。一种是简单型高热惊厥，它的特点是：发作为全身性的，持续几秒钟到几分钟，一般不超过15分钟，并且在发作后的24小时内不复发，发作后没有神经系统的异常，也就是说惊厥停止后孩子的神志很快恢复正常，日后也不引起癫痫发作，身体检查未发现异常的神经系统体征，脑电图可以出现短暂的慢波，但热退后1周脑电图即可恢复正常。另一种是复杂型高热惊厥，它的特点是：惊厥发作是局部性的，持续15分钟以上，24小时内可以重复发作，发作后可以有暂时性麻痹等神经系统异常，如昏睡等，脑电图可以有持续的异常，并且在日后有可能发展为癫痫。

一般说来，高热惊厥是一种良性惊厥，它的长期预后通常是良好的，对孩子的智力、学习、行为等一般没有影响。但是，也有5%左右的孩子有可能转变为癫痫。通常发展为癫痫的危险因素有：①孩子原来有神经系统发育的异常。②有癫痫家族史。③首次发作惊厥时即有复杂型高热惊厥的表现。根据经验，如果孩子存在1项危险因素，则他们到7岁时，有1%～2%会发生癫痫；如果他们存在2～3项危险因素时，则他们到7岁时，大约有10%会发生癫痫；如果孩子在首次发作时出现2～3项复杂的症候，如局部发作、持续发作15分钟以上、24小时内反复发作或发作后有异常的神经体征等，则到7岁时可能有20%出现癫痫。

医学专家研究认为，高热惊厥有明显的遗传倾向，一般认为复发3次以上的高热惊厥病例，可能为常染色体显性遗传，其他的高热惊厥则可能是多基因遗传，遗传度一般为 68%。

29. 中医是如何看待小儿发热“抽风”的？

中医认为小儿为纯阳之体，是指在生长过程中，生机旺盛，蓬勃发展如同旭日之初升，草木之方萌，蒸蒸日上，欣欣向荣。同时，小儿还存在着脏腑娇嫩，形气未充的一面。无论体内气血津液等物质基础，还是脏腑的各种生理功能，与成人相比都是幼稚和不完善的。

小儿生理上蓬勃旺盛的少阳生发之气，在病理特点上也具有肝常有余的含义，即是说小儿容易出现肝火上炎、肝阳上亢等肝经实热症候。在疾病过程中，也容易出现肝经实热的病理转归。外感热病时高热炽盛，引发肝经实热，灼伤筋脉，热盛动风，因而出现抽动、惊厥的症候。

二、常见发热疾病

30. 新生儿脱水热是怎么回事？怎样预防？

新生儿处于比较热的环境时，其皮肤血管首先出现扩张，血流速度加快，同时加速了体热的辐射和对流，以促进体热的散发。当环境温度升高到30℃以上，或腋下温度超过37.2℃时，孩子会开始出汗，汗珠首先出现在孩子的前额、鬓角和胸部，在足月新生儿的大腿内侧也可以有轻微的出汗。新生儿虽然有汗腺组织，但发育得并不完善，对热的反应强度仅仅只有成年人的1/3。早产儿的汗腺功能更差，几乎不会出汗，在温热的环境下体温更容易升高。另外，新生儿在出汗时呼吸的频率并没有明显增加。这就提示我们，新生儿从呼吸道蒸发的水分非常少，如果孩子的出汗不能够保证体热的散发，加之孩子体温调节功能不完善，孩子的体温就会上升。

我们所说的新生儿脱水热，一般是指孩子在出生后2～3天，由于妈妈的乳汁分泌不足，孩子的水分摄入量过少；或是因为家长给孩子保温而使衣被过多；或是环境温度比较高等原因使孩子的体温升高，有时甚至可以达到40℃，同时伴有烦躁、哭闹、全身皮肤潮红和尿量减少等症状。给孩子增加饮水或乳量，或减少衣被，或适当地降低环境温度后，孩子的体温即可逐渐恢复正常，同时伴随的症状也消失。通常情况下，轻度的脱水热在经过补充水分或降低环境温度等处理后，可以很快地消失，体温恢复正常；如果孩子的脱水情况过于严重，就有可能由于脱水造成孩子循环衰竭而死亡。

那么，我们该如何避免新生儿脱水热的发生呢？

从预防角度，有新生儿的家庭，应该注意以下几个方面的问题。首先，应注意室内通风换气，但要避免过堂风，以保持室温在 20℃～24℃为宜。其次，不要给孩子穿过多的衣服或包裹过厚的被子。另外，如果一旦发现孩子皮肤潮红，烦躁不安，哭闹不止，应该测量一下体温。如果发现体温升高到 39℃，甚至 40℃以上时，应立即采取降温措施：打开孩子的被包散热，同时多给他喝白开水或 5%的葡萄糖水。如果采取了上述措施后，体温仍然不降，或孩子不能很好地饮水，或出现神志不清，甚至惊厥时，应立即送到医院治疗。

31. 新生儿脐炎有哪些表现？怎样防治？

在妈妈体内，胎儿从胎盘获得营养，而胎盘是通过脐带与胎儿相连的，营养物质也是通过脐带从胎盘输送给胎儿的。孩子出生时，医生用钳子夹住脐带，然后在靠近孩子的一端将其剪断并结扎。以后，脐带残端逐渐萎缩，通常在孩子出生后 10 天左右脱落。如果在出生的时候脐带消毒不严，或出生后脐部护理不好，脐带残端就会因细菌感染而发炎，表现为脐周围发红，脐根部有脓性分泌物，孩子还可能出现发热、拒奶等症状。出生后的一段时间内，脐部的血管尚未闭合，细菌可以经过脐带的残端进入血液，引起败血症或化脓性脑膜炎。通常，引起脐炎的细菌大多为化脓菌，其中最常见的为金黄色葡萄球菌，也有大肠埃希菌、绿脓假单胞菌或溶血性链球菌等。如果引起感染的是破伤风杆菌，就会导致新生儿破伤风。

大部分的脐炎症状都比较轻微，常常是脐轮与脐周围皮肤轻度发红，可以伴有少量的比较稀薄的脓性分泌物。病情严重时，脐部和脐周围明显红肿发硬，常有比较多的、带有臭味的脓性分泌物，有时炎症还可以向周围皮肤扩散，甚至形成腹壁蜂窝织炎或皮下坏疽。如果脐炎演变为慢性，就会在脐部形成一个樱红色的小肿物（肉芽肿），表面有脓性液体存在，经久不愈。

发热特点：脐带出现局部炎症的同时，孩子还可以出现发热，体温可以很高，也可以不太高，有一些孩子可以出现体温不升的情况。在出现体温变化的同时，孩子还可以出现反应差和吃奶不好的情况。如果炎症扩散并发了化脓性脑膜炎，孩子还会出现囟门膨隆、吐奶等症状。

那么，我们该如何预防脐炎的发生呢？首先，应该每天检查孩子的脐部，特别是脐带根部，看一看有没有感染的迹象。其次每天给孩子洗澡后，要用干燥无菌的棉签将脐部擦干，特别是要将脐部表面的干痂轻轻揭开，将脐带根部擦干。另外，被剪断的脐带是一伤口，在正常情况下也会有少量渗出物，可以用1%甲紫溶液（龙胆紫）涂在脐部，使伤口保持干燥。最后，要让脐带的残端自然脱落，不要强行将它拉掉。

对于患轻度脐炎的孩子，可以用3%的过氧化氢溶液（双氧水），或75%的酒精，或2%的碘酒清洗脐带及其周围皮肤，每日2～3次（用碘酒清洗后，一定要用75%酒精擦洗脱碘），然后用无菌干棉签将脐部擦干，最后涂上1%甲紫溶液。也可以在清洗脐带并擦干后，在脐带表面涂新霉素、杆菌肽等抗生素霜剂或油膏等。如果脐部有明显化脓，炎症有向周围组织扩散的迹象，或孩子有全身症状时，在局部处理脐带的同时，医生还会对孩子进行血液检查。如果血液检查提示有全身感染时，医生就会给孩子进行抗生素治疗。对于慢性脐炎引起的肉芽肿，小的可以用10%的硝酸银溶液涂擦将其烧掉，大的可以采用电灼、激光或手术等方法将其去掉，这些治疗应由医生进行。

32. 新生儿败血症的特点是什么？怎样治疗？

我们所说的新生儿败血症，一般是指新生儿时期细菌侵入血液循环，并且在血循环中生长繁殖、产生毒素，造成全身性感染。在新生儿时期，孩子的出生体重越轻，败血症发生率就越高。出生时体重在1 500克以下，发生败血症的几率可达16％～17％。如果生后长期住院治疗，则发生败血症的几率可达30％以上。在外国资料里，常把败血症和菌血症两个名词混用。实际上，这两者的意思并不完全一样。菌血症通常是指细菌短暂地进入血液循环，但并不产生毒血症等其他临床表现，如果此时孩子的免疫力比细菌的致病力强，则人体可以迅速地将细菌清除而不引起疾病，如果孩子的免疫力比细菌的致病力弱，则有可能发展为败血症。

在国外，引起新生儿败血症的病原菌以A组乙型溶血性链球菌最为常见，其次为大肠埃希菌，其他的还有克雷伯菌、肠杆菌、沙雷菌、绿脓假单胞菌和沙门菌等。近年来也常见李斯特菌、金黄色葡萄球菌或表皮葡萄球菌等引起的败血症。在我国，引起新生儿败血症的病原菌一般以金黄色葡萄球菌及表皮葡萄球菌为最常见，其次为大肠埃希菌等肠道细菌，链球菌感染引起的新生儿败血症则很少见。

新生儿败血症的早期，常有精神不振，食欲不佳，哭声微弱，体温不稳定等，以后很快进入精神萎靡、嗜睡、面色不好、不哭、不吃的状态。足月儿或体格比较健壮的孩子常表现发热，但早产儿或体格比较弱小的孩子常有体温不升的情况。同时还可以出现皮肤黄疸、肝脾肿大、皮肤出血点或淤斑、呕血

或便血等出血症状，病情严重时，还可以出现休克表现，如面色苍白，皮肤出现大理石样花纹，肌张力降低，尿少或无尿，血压降低等。除此之外，还可以出现呼吸增快或呼吸暂停，发绀，全身水肿或硬肿等。

诊断败血症，通常需检查外周血象，即血白细胞计数和分类。但是，新生儿血白细胞总数的波动范围通常比较大，到出生 1 周以后，尚可达（5～21）$\times 10^9$/升，而且新生儿败血症时血白细胞的总数通常不是升高而是降低，所以说，在新生儿败血症时，如果孩子的血白细胞数$<5\times 10^9$/升，或在 100 个中性粒细胞中杆状核的白细胞数超过 20 个，则可以高度怀疑孩子有败血症。但是，应该注意的一点是，血白细胞计数在新生儿败血症的诊断上虽有重要意义，但并不是绝对的诊断指标，明确诊断应该做血细菌培养，并根据培养结果及药物敏感试验，从而决定治疗的药物。除了上述诊断方法以外，还可以做血的 C 反应蛋白试验、白细胞涂片检查以及分泌物培养检查等。

尽管治疗新生儿败血症的手段比过去进步了许多，但是新生儿败血症的病死率还是非常高的，通常情况下，新生儿败血症的病死率与患儿的出生体重和发病时间的早晚有关。如果患儿的出生体重小于 1 500 克，病死率可以高达 67%；出生体重在 1 500 克～2 500 克，病死率可以达到 28%；出生体重在 2 500 克以上，病死率可以达到 10%。另外，通常在生后 24 小时内发生的败血症，其病死率大约为 30%；出生 24 小时后到 7 天内发生的败血症，其病死率约为 16%；即使是生后 8～28 天发病的新生儿败血症，其病死率也可以达到 23%。

新生儿败血症的治疗主要是抗生素疗法。通常，对病因不明的败血症可以先用第三代的头孢菌素，如头孢噻肟钠（凯福

隆、凯帝龙、赛福隆)、头孢哌酮钠(先锋必)、头孢曲松钠(罗氏芬、菌必治、头孢三嗪钠)、头孢他定钠(复达欣)、头孢克肟(世福素)或头孢布烯(先力腾)等,然后根据血培养和药敏试验的结果选用敏感的抗生素。抗生素治疗最好通过静脉给药,疗程一般为 7～14 天。在进行抗生素治疗的同时,还可以配合支持疗法,如通过静脉输液纠正酸中毒和水、电解质失调,输血浆或鲜血增加营养和免疫力。另外,还可以静脉输注丙种球蛋白以提高免疫球蛋白水平。

33. 新生儿化脓性脑膜炎有哪些表现？怎样治疗？

新生儿化脓性脑膜炎通常是指孩子在出生后 4 周以内发生的、由化脓菌所引起的脑膜炎。新生儿化脓性脑膜炎的临床表现很不典型,颅内压增高的症状出现比较晚,而且缺乏典型的脑膜刺激征。因此,新生儿脑膜炎的早期诊断非常困难。

在国内,引起新生儿化脓性脑膜炎的病原菌主要有以下几种:占第一位的是大肠埃希菌;其次为葡萄球菌,包括金黄色葡萄球菌和表皮葡萄球菌等;其他的还有肺炎链球菌、脑膜炎奈瑟菌及流感杆菌等多种细菌。引起化脓性脑膜炎的感染途径一般有三条:一条是产前感染。这一途径引起新生儿化脓性脑膜炎的情况极为罕见;另一条是产时感染。这样的孩子在出生时常有胎膜早破、产程延长或难产等情况,病原菌可以通过母亲的直肠或阴道上行污染羊水,或在孩子通过产道时吞入或吸入。这些孩子常在生后 3 天以内出现暴发型肺炎,进而发生败血症而引起化脓性脑膜炎。第三条途径是产后感染。孩子出生后,病原菌可以通过孩子的呼吸道、脐部、皮肤、粘膜及消化道等途径侵入血液循环,继而到达脑膜,引起化脓性脑膜炎。如果孩子有某些先天性的神经系统畸形,如脊柱裂、脑脊

膜膨出等病时，病原菌可以直接从这些部位侵入脑膜，引起化脓性脑膜炎。

孩子患了化脓性脑膜炎，常常会出现与败血症时类似的症状，如精神萎靡、面色欠佳、哭声微弱、拒奶或呕吐，以及发热或体温不升等。病情严重时，还会出现危重败血症的表现，如黄疸、肝脏增大、出血，甚至休克。神经系统的特殊表现有：①神志异常，如嗜睡、容易激惹、惊跳或尖叫等。②双眼凝视，瞳孔对光反应迟钝等。③前囟门紧张、饱满，甚至隆起，颅骨的骨缝也可以逐渐增宽。④有些孩子还会出现惊厥。

化脓性脑膜炎的诊断主要依靠脑脊液检查。脑脊液常会出现压力升高，超过应为 0.294～0.784 千帕(30～80 毫米水柱)；外观常混浊，做细菌培养或涂片检查时，常可以发现细菌；脑脊液中白细胞数超过 20×10^6/升，其中多核白细胞常超过 60%；脑脊液中蛋白质超过 1.5 克/升，潘氏试验常在＋＋～＋＋＋；葡萄糖则低于 1.1～2.2 毫摩/升(20 毫克～40 毫克/分升)；脑脊液中的乳酸脱氢酶也常超过 1 000 单位/升。还可以用脑脊液做鲎溶解物试验(亦称鲎珠试验)。鲎的溶解物与极微量的内毒素相遇即可凝固，称为鲎珠试验阳性，可以确定为革兰阴性细菌脑膜炎；而革兰阳性细菌、病毒或真菌性脑膜炎时，鲎珠试验为阴性。除了脑脊液常规和生物化学检查之外，还可以利用某些已知的抗体来检测脑脊液中的相应细菌抗原。大部分医学专家认为，对于患败血症的孩子，凡是有意识障碍、眼部异常、可疑颅内压增高或惊厥等症状时，都应该进行脑脊液检查，以除外化脓性脑膜炎。

孩子出现硬膜下积液、硬膜下积脓或脑积水时，在暗室中用手电筒做颅骨透照检查时可以发现异常情况。也可以做 B 型超声波检查。

化脓性脑膜炎的治疗主要是抗菌治疗，原则是选用容易进入脑脊液的杀菌药。对于病原菌不明的脑膜炎常用氨苄西林（氨苄青霉素）加头孢噻肟钠（凯福隆、凯帝龙、赛福隆），或头孢他啶钠（复达欣、头孢羧甲噻肟）。头孢曲松钠（菌必治、头孢三嗪钠、罗氏芬）虽然杀菌力很强，但有增加新生儿核黄疸的危险，所以一般不用于新生儿化脓性脑膜炎的治疗。对于病原菌明确的化脓性脑膜炎，可以根据药敏试验结果选择有效抗生素治疗。在抗菌治疗的同时，还可以输鲜血、血浆或静脉注射丙种球蛋白以提高机体的抗病能力。

新生儿化脓性脑膜炎由于症状不典型，又常并发脑室膜炎，加上大肠埃希菌等革兰阴性杆菌感染时，细菌很难被清除，所以至今其病死率仍然很高，一般为20%～30%，有些医院甚至报道病死率在50%～60%；即使是幸存者，孩子常会遗留脑积水、失听、失明、癫痫、智力或运动功能障碍等后遗症。

34. 新生儿破伤风有什么表现？怎样防治？

新生儿破伤风是由破伤风杆菌自脐部侵入体内而引起一种急性的严重感染，临床上以全身骨骼肌强直性痉挛和牙关紧闭为特征。新生儿破伤风是自脐部引起，并常在出生后的7天左右开始发病，所以也被称为“脐风”、“七日风”和“锁口风”。全国解放以前，我国农村普遍为旧法接生，由于接生时的工具或包扎物不卫生等原因，每年大约有100万新生儿死于破伤风。全国解放以后，随着无菌接生法的推广，新生儿破伤风的发病率有了明显下降。近些年来，新生儿破伤风常见于山区、边远农村以及城市中的私自接生者仍采用旧法接生的新生儿。

引起新生儿破伤风的细菌为破伤风杆菌，它是一种广泛存在于自然界中的土壤、尘埃和人畜粪便中的厌氧菌。破伤风杆菌为革兰染色阳性，周身都有鞭毛，能运动，抵抗力非常强，在没有阳光照射的土壤中可以存活几十年。通常需要采用煮沸 60 分钟、干热 150℃1 小时、5%石炭酸 10～15 小时、高压消毒、碘酒或环氧乙烷等才能将其杀死。接生时使用没有经过消毒或消毒不严格的剪刀及线绳来剪断或结扎脐带，或是接生者的手及包扎脐带残端的纱布消毒不严时，破伤风杆菌就可能由脐带断端侵入体内，引起新生儿破伤风。

在脐带残端生长的破伤风杆菌会产生破伤风痉挛毒素，这种毒素经淋巴液进入血液循环，并附着在球蛋白上到达中枢神经系统，也可以由肌肉神经接合处吸收并通过外周神经或运动神经轴上行到脊髓和脑干。破伤风痉挛毒素一旦与中枢神经组织中的神经节苷脂结合，即使是破伤风抗毒素也不能中和它的作用。破伤风痉挛毒素与神经节苷脂结合后，使中枢神经系统不能释放抑制性的神经递质，导致运动神经系统对自外周传入刺激的反射被强化，从而引起屈肌和伸肌同时出现强烈的持续收缩，越是活动频繁的肌群，越先受到损害。同时，破伤风痉挛毒素还可以兴奋交感神经，引起心动过速、高血压和多汗等症状。

破伤风有 3～14 天的潜伏期，通常在生后 1 周时，或出生第二周的前期发病。初发病时，常哭闹不安，想吃奶，但由于嘴张不大，所以出现吸吮困难。以后出现牙关紧闭、眉举额皱、口角上牵，呈现“苦笑”面容。同时，紧握双拳，上肢屈曲，下肢伸直，像一张拉开的弓一样，医生们称为角弓反张。当周围出现轻微刺激时，如声音和光线变化、饮水、轻微触摸等常可以诱发痉挛发作。身体各部位的肌肉痉挛常会引起相应的症状，如呼吸肌和喉肌痉挛可以引起呼吸困难、发绀和窒息；咽肌痉挛使唾液充满口腔，甚至造成呛咳；膀胱与直肠括约肌痉挛可以引起尿潴留和便秘等。尽管病情严重，痉挛不止，但是神志常是清醒的。通常情况下，患儿潜伏期越短，或是从出现症状到第一次抽搐的间隔时间越短，病情就越严重，预后也越差。

发热特点：发病早期，一般不发热，但随着病情进展，由于骨骼肌的反复抽动可以引起体温升高。

新生儿破伤风的诊断一般通过病史和临床表现就可以做出，通常不需要做什么特殊的化验检查。

对于新生儿破伤风，最重要是做好预防。如果预防工作做得好，孩子就不会发病。预防新生儿破伤风最重要的就是严格无菌接生，也就是说，接生时一定要严格消毒，坚持无菌操作。所有的产妇生孩子的时候一定要到正规的医院，千万不要找私人医生或"接生婆"接生，以免发生意外。对于接生时消毒不严的，应将孩子在 24 小时内转送到正规医院剪去残留脐带的远端再重新结扎，并将重新剪断的脐带近端消毒，同时给孩子注射破伤风抗毒素或人体免疫球蛋白。如果不能保证无菌接生，则应该给产妇在妊娠的晚期注射 2 次破伤风类毒素，每次相隔 1 个月，最后一次应在产前 1 个月内注射。

在新生儿破伤风的治疗中，控制痉挛、预防感染和保证营养为三大原则，其中以控制痉挛为治疗成败的关键。控制痉挛常用镇静止痉药，如地西泮（安定）、苯巴比妥、水合氯醛、副醛及硫喷妥钠等，其中最常用的是地西泮，一般每 4～6 小时给 1 次，待病情好转后再逐渐延长间隔时间。另外，破伤风抗毒素可以中和血循环中尚未与神经组织结合的破伤风痉挛毒素，但是对已与神经组织结合的痉挛毒素无作用，因此，在疾病早期可以给予肌内注射以减轻症状。抗生素可以杀死体内的破伤风杆菌，减少痉挛毒素的数量，常用的有青霉素，一般每日 2 次，连用 10 天即可。也可以用甲硝唑（灭滴灵），有的医生认为它对破伤风杆菌的杀伤力比青霉素还要大。在应用药物进行全身治疗的同时，还应对脐部进行消毒以清除残余的破伤风杆菌。

护理破伤风患儿时，一定要保持室内安静，禁止对患儿的一切不必要的刺激，包括声、光及触摸等，以免引起痉挛发作。

35. 小儿患发疹性疾病时都会发热吗？

我们所说的发疹性疾病，通常是指某些疾病在其发病的过程中，或疾病的恢复期患儿全身会出现某些形态的皮疹，这些疾病是特指的，并不是所有会出皮疹的疾病都属于发疹性疾病。在我们的日常生活中，常见的发疹性疾病有麻疹、风疹、水痘、幼儿急疹、猩红热，以及肠道病毒感染。这些疾病中大多数是传染病，如麻疹、风疹、水痘、猩红热等，其他的几种虽然不明确地归属于传染病，但也是具有一定传染性的感染性疾病。

作为感染性疾病，几乎所有的发疹性疾病在患病期间都会出现发热，而且在许多疾病中，发热与出疹之间还常有某些特殊的关系。这些特殊关系常为我们对这些疾病进行诊断提供帮助，比如麻疹时，常在发热 3 天以后开始出疹，出疹时热度更高；又如幼儿急疹常在热退后出疹等。

36. 麻疹有哪些表现？怎样防治？

麻疹，是由麻疹病毒引起的一种急性呼吸道传染病，有极强的传染性，多见于婴幼儿。临床表现主要有发热、眼睛和上呼吸道发炎、皮疹等，在发病初期，颊粘膜出现麻疹斑为其特征，还容易并发肺炎。

麻疹病毒属于副粘液病毒，常存在于发病初期患者的血液、眼与鼻腔分泌物以及大小便中。麻疹病毒在低温环境下可以存活很长时间，一般在－15℃～－70℃时可以存活几个月到几年，在0℃时也可存活1个月。但是，麻疹病毒对热的耐受性比较差，对麻疹病毒加热56℃，30分钟即可将麻疹病毒杀灭。

麻疹的主要传染源是麻疹患者，病人口腔、鼻腔和眼部的分泌物都含有病原体，并通过呼吸道飞沫传播。病毒可以侵袭全身皮肤、粘膜、眼结膜、口腔和呼吸道，也可以侵入中枢神经系统引起脑炎。麻疹病毒经呼吸道飞沫传播，所以家庭中或集体托幼机构中在同室居住者，由于接触频繁，很容易被传染。但是，以第三者为媒介进行传染的情况，只是在很短的距离以内才有可能。麻疹病毒离开人体后很难存活，如果媒介者在接触患者后若能在户外暴露于日光或流动空气中20分钟以上，通常就不会传染其他人。一般说来，凡是没患过麻疹的孩子都可能被麻疹病毒感染，并被称为易感儿。但是，严格地说，只有血清特异性麻疹抗体阴性的孩子才应该被视为麻疹易感儿。麻疹易感儿中，有一小部分人虽然没有出过麻疹，但是其血清中已经有麻疹抗体存在。这种情况可能是由于：①曾经接触过麻疹患儿，但是在麻疹潜伏期中就接受了被动免疫，使进入体内的病毒只能限量增殖，产生隐性感染。②在被动免疫后发生症状极为轻微的不典型感染，没有被家长或医生发现。③在出生6个月内，体内还存在由母体获得的麻疹抗体时，接触了麻疹患儿，从而获得了隐性感染。麻疹患儿大多数都是婴幼儿，农村的孩子由于接触面比较小，所以发病年龄会比较晚一些。麻疹一经患过，即可获得终身免疫，第二次患麻疹的情况极为个别。在我们国家，从60年代开始广泛应用麻疹减毒活疫苗进行预防接种后，麻疹发病率明显下降，基本上没有发生过大流行。

发热特点：前驱期最明显的症状就是发热，体温可以达到39℃～40℃；从发热的第4天开始出现皮疹，随着皮疹的增多和蔓延，全身中毒症状加重，体温高达40℃以上。

麻疹潜伏期一般为10天左右，接受过被动免疫的可延到3周左右，但最长一般不超过28天。经过潜伏期以后，就进入了前驱期(一般为3～4天)，除了发热以外，同时还有上呼吸道炎和眼部发炎，如结膜炎、流泪、畏光、打喷嚏、流鼻涕、嗓子充血等；在颊粘膜上会出现典型的麻疹粘膜斑。还会有全身不适、食欲不振、头痛等症状。到了发热第4天，开始有玫瑰色斑丘疹自耳后、发际和颈部出现，以后逐渐发展到前额和颊部，迅速蔓延到全身，最后到四肢及手掌和足底，在皮疹间尚可以见到正常的皮肤。在出现皮疹的同时，体温会更高，常可以高达40℃以上，而且全身症状也同时有明显加重，这个时期一般称为出疹期。在出疹3～4天以后，皮疹开始逐渐消退，体温亦随之下降。皮疹完全消退以后，皮肤表面有麦糠样的脱屑，并遗留棕色的色素沉着。这些色素瘢痕常需要1～2周才能完全消失。在临床上，根据麻疹的病情将麻疹分为轻型、普通型、重型、恶性型和无皮疹型几种，其中最常见到的为轻型和普通型。麻疹可以并发一些其他疾病，如喉炎、肺炎、中耳炎、脑炎等，并可以使原有结核病的孩子病情加重。但是，对于原来患肾病综合征、哮喘病或湿疹的孩子，如果在疾病过程中患麻疹，常常会使原有疾病症状减轻。

患了麻疹后需要隔离治疗。一般到出疹后第6天即无传染性，可以解除隔离。如果并发了肺炎，则隔离期应延长至出疹后10天。另外，要保持患儿居室内安静，室温不要过高，室内光线要暗一些，并要经常通风，保持空气新鲜。孩子的饮食应以半流质为主，多喝温开水或热汤，以促进血液循环，有利于皮疹发透，也有利于祛除体内毒素。要保持孩子的眼、鼻、口腔和皮肤的清洁，眼睛分泌物多的时候，可以用淡盐水或4%硼酸溶液清洗。麻疹在中医被归属于温热病范围。一般认为，当人体感受疫毒后，蕴于肺脾二经，然后由内而外，由里达表，发出疹子。因此，在发疹前期的治疗应着重以透发皮疹为主，使疹毒外透，避免内陷，以防止并发症。一般在麻疹前驱期，主要以辛凉透表为主，佐以清热解毒；出疹期则以清热解毒为主；恢复期的治法一般以养阴清余热或调理脾胃为主。简单的方法可以用鲜芦根30克～60克或干芦根15克，煎水饮用。

患病孩子的屋内不宜人多，其他人在接触孩子时应戴口罩，以减少孩子发生呼吸道并发症的机会，并可以防止麻疹传染。有呼吸道疾病的人，不要接触患儿，以免将疾病传给孩子。麻疹是一种病毒感染性疾病，故一般情况下，在麻疹的初期，不宜用抗生素来预防并发症。

对麻疹患儿的房间及用具可以采用以下几种方法消毒：①每天开窗通风3小时。②在户外日光下暴晒被褥。③一般用具可以用肥皂水洗涤。麻疹病毒不容易在体外生存，患儿的父母和医务人员在接触麻疹患儿后，只需在室外流动空气中停留20分钟，即不会散布病毒。尽管如此，家中有麻疹患儿时，其他家庭成员也不应在附近串门，以免传播病毒。

密切接触过麻疹患儿的其他孩子（未患过麻疹者），应隔离检疫14～21天。如果孩子已经接受过被动免疫，则检疫期应延长至28天。对于没有患过麻疹的孩子，在初次接触麻疹后的5天内，可以注射胎盘球蛋白或丙种球蛋白进行被动免疫。但此法的免疫力只能维持3周左右，如果3周以后又接触麻疹患儿，则还需要重新注射。

另外，每一个家长都应该注意，当您的孩子长到8个月的时候，一定要根据保健部门的要求给他接种麻疹疫苗，并在适当的时间进行复种，以有效地预防麻疹。

37. 风疹有哪些表现？怎样防治？

风疹是儿童时期常见的一种比较轻微的急性传染病，临床上以呼吸道的轻度炎症、低热、特殊的皮疹，以及耳后、枕部和颈后淋巴结肿大为特征。

风疹病毒是一种核糖核酸(RNA)病毒，可以在人的胚胎组织中缓慢地增殖，一般在出疹前1周到出疹后5天可以在患者的鼻咽分泌物中分离出风疹病毒。风疹病毒不耐热，在室温或37℃时会很快失去活力，但是在低温下可以存活比较久。风疹一般在冬春两季发病，并容易在幼儿园和小学校内流行。但是它的传染性没有麻疹那么强，易感的孩子在接触风疹后大约有30%出现症状，另外的孩子可能为隐性感染或不感染。风疹病毒可以通过口、鼻及眼的分泌物直接传染给旁人，也可以通过呼吸道飞沫传播。风疹病毒容易被高温或干燥灭活，需密切接触才能受到感染。通常情况下，感染风疹以后，不论病情轻重，都可以获得终身免疫。

发热特点：体温一般在38℃～39℃，通常持续1～2天，很少超过3天以上。一般发热1～2天开始出现皮疹。

感染了风疹病毒之后，一般都有10～21天的潜伏期，以后进入前驱期。这一期通常比较短，病情也多不重，常见症状有咳嗽、打喷嚏、流鼻涕、头痛、嗓子痛、食欲不振，以及发热等。发热1～2天开始出现皮疹。皮疹为淡红色的斑丘疹，分散或融合成片，一般由面部延及躯干和四肢，往往于24小时内布满全身，通常以面部和四肢为重，常融合成片，躯干的皮疹相对比较稀疏。3～5天皮疹逐渐消退，全身症状也同时消失。出疹前后，有耳后、枕部及颈后淋巴结肿大，这一点常常对风疹的早期诊断有帮助。一般情况下，风疹全身症状比较轻微，通常与显著的皮疹显得很不相称。患风疹期间，血白细胞数常略减低，患病的第一周内血沉常增快。患病3天以后常可以在血中测到风疹病毒的特异性抗体。

风疹的并发症一般比较少，偶尔可以有扁桃体炎、中耳炎和支气管炎等。像其他传染病一样，也会有极少数的风疹患儿并发脑炎或血小板减少，但一般预后良好。

风疹是一种病毒感染的疾病，没有特效的治疗方法，一般都是对症治疗。医生会开一些清热解表的中药，如板蓝根糖浆等。如果皮肤痒，则医生会开一些诸如炉甘石洗剂或酚甘水之类的擦剂给孩子涂擦止痒。如果喉咙痛，医生会给他开一些复方硼砂溶液漱口。患结膜炎时，医生会用0.25%氯霉素眼药水滴眼。高热时可以根据情况适当服用退热药。另外，还可以通过注射丙种球蛋白行被动免疫。但是，由于儿童时期的风疹通常很轻，所以一般不需要行被动免疫。对于没有患过风疹的孩子，可以通过注射风疹减毒活疫苗进行预防，通常经过1次皮下注射，可以使95%的孩子产生抗体，注射后6～8周抗体效价达到高峰，并可以持续存在10年以上。有些孩子在接种后会出现轻微的发热、皮疹、淋巴结肿大或一过性的关节疼痛。

如果怀疑孩子患了风疹，应该到医院检查，而且最好是到传染病医院确诊。风疹不是一种严重的疾病，但在皮疹出现后应该将患病的孩子隔离5天，以后就没有传染性了。

风疹对孩子来说，一般没有什么不良后果。但是，对于怀孕的妇女却非常危险。这种危险并不在于孕妇本身，而在于她们所怀的胎儿。怀孕3个月左右的孕妇，如果感染了风疹，极易导致流产，或胎儿畸形，如先天性心脏病、先天性白内障和聋哑等，医生们将其称为先天性风疹综合征。如果孕妇感染风疹而流产或生出畸形的孩子，则她怀下一胎的时间最好相隔3年左右。否则，还可能再次流产，或又生一个畸形的孩子。如果孕妇在发病前20天内曾经接触过风疹患者，应该想办法通知她，让她了解情况，必要时，可采取预防措施。没有患过风疹，应该带她到医院去接种风疹疫苗，以预防本病的发生。

38. 水痘有哪些表现？怎样防治？

水痘是一种儿童常见的传染性极强的出疹性疾病，由水痘-带状疱疹病毒感染引起，多发生在冬末、春初季节，通过直接接触、飞沫或空气传播，传染性极强，凡是易感的接触者有90%以上发病。一般以婴儿后期、幼儿和学龄前儿童发病较多，而且绝大多数患者都在10岁以下，但是6个月以内的婴儿发病较少。通常情况下，一次感染可以获得终身免疫。

发热特点：起病常急骤，在出疹的同时伴有发热和全身不适，发热大多数在39℃以下，一般持续1～5天不等。

水痘一般有11～24天的潜伏期，潜伏期后常急骤起病，皮疹以分批出现的小红丘疹、疱疹和结痂同时存在为特点。皮疹一般在发病后的3～6天分批出现，呈向心性分布，主要在头皮、颜面、躯干和腰部，四肢较少。斑丘疹、新的和旧的水疱及干痂在皮肤表面同时存在，即所谓“四世同堂”，是水痘皮疹的特点。水痘的皮疹仅侵犯皮肤的表层，所以病愈后不会遗留瘢痕，但是如果孩子因搔痒而抓破了水疱造成感染，病好之后就会留下浅浅的瘢痕。水痘一般很少出现并发症，少数孩子会出现脑炎、急性脑病并发内脏脂肪变性（瑞氏综合征）、肺炎或血小板减少等并发症。

当孩子出现上面提到的症状时，应及早到医院（最好是到传染病医院）看病，请医生确定是否患了水痘。水痘是一种病毒性疾病，没有什么特效的治疗方法，通常以对症治疗为主，如发热时给予退热药（婴儿患水痘时应用阿司匹林可能会诱发瑞氏综合征，所以婴儿患水痘时最好不用阿司匹林退热）。皮疹搔痒时，可以用炉甘石洗剂或酚甘水涂擦未破溃的皮疹，也可以用小苏打水给孩子洗澡以止痒，痒得厉害时，除了用止痒的擦剂外，还可以服用一些抗过敏药，如扑尔敏、苯海拉明或息斯敏（6岁以下忌用）帮助止痒。对于破溃的水疱，可以在局部涂1%甲紫溶液（紫药水）以促进愈合。如果皮疹部位出现红肿，表明可能有感染，可以服用一些抗生素并在红肿的局部涂抹抗生素软膏。另外，还可以服用一些清热解表的中药，如板蓝根糖浆等。但对于免疫功能低下或正在使用肾上腺糖皮质激素进行治疗的孩子，一旦接触或患了水痘，则应尽快减少肾上腺糖皮质激素的用量，并同时注射大量的丙种球蛋白或白细胞干扰素进行治疗，对减轻症状可能有所帮助。

患水痘的孩子，应该卧床休息，多饮水，饮食以清淡、易消化的食物为主，不要吃鱼、虾、羊肉等发性食物。要保持皮肤清洁，勤剪指甲，同时告诉孩子不要用手抓皮疹部位，小孩子在睡觉时可以给他戴一副手套，防止他在睡着时抓破皮肤，造成感染。在没有皮肤等细菌感染的情况下，一般不用抗生素。如果疱疹内出现血性液体，可能是出血性水痘，这是水痘的一种凶险类型，应立即去医院治疗。如果孩子在患病期间出现高热，或在皮疹基本结痂后又出现头痛、呕吐、脖子僵硬等症状，或皮肤出现出血点等时，表明他可能出现了水痘并发症，应立即到医院治疗。

一般说来，出水痘是很寻常的事。尽管有少数孩子在患水痘期间可能会合并上面说到的那些并发症，但大多数水痘患儿的预后都是好的。但是，患白血病、恶性肿瘤或正在接受肾上腺糖皮质激素治疗的孩子感染水痘后，病情常常会很严重，甚至可能导致死亡。

如果健康的孩子与患水痘的孩子有过接触，应该留心观察前者 3 周，若出现症状应即就医，同时对他进行隔离，不要让他去幼儿园或学校，直至皮疹全部结痂为止，以免传染其他孩子。也不要让他与未患过水痘的孕妇接触，以免造成孕妇感染影响胎儿。如果怀孕妇女在临产前 21 天内感染水痘，大约 25%的新生儿会在出生时患有先天性水痘。如果孩子在生后 3～4 天内出现症状，病情常凶险，病死率可达 25%～30%。如果孕妇的水痘发生在怀孕的头 3～5 个月，生出的孩子可患有胎儿性水痘综合征，表现为出生体重低、皮肤瘢痕性病变、惊厥和小眼畸形等症状。

39. 幼儿急疹有哪些表现？怎样防治？

幼儿急疹，又称为婴儿玫瑰疹，是婴幼儿时期常见的一种发疹性热病。其特征为发热 3～4 天，热退后全身出现红色皮疹，而且很快消退。近年来的研究证明，幼儿急疹是由人类疱疹病毒-6 型感染所引起的。

幼儿急疹属于轻型传染病，一般通过呼吸道飞沫传播，多为散发，感染后发病的孩子约占易感患儿的 30%。大多数婴儿在出生后的最初几个月内可以从母体获得抗体，以后抗体水平逐渐下降。一般以 6 个月～1 岁半的孩子患病比较多，而且绝大多数为婴儿，年长儿和成人极少发病。这提示患幼儿急疹后可以获得终身免疫。实际上，在人的一生中 2 次感染幼儿急疹是非常少见的。

发热特点：常表现为体温突然升高，可高达 39℃～41℃，有时候孩子会因体温过高而出现惊厥。一般 3 天左右体温突然下降，并出现皮疹。

幼儿急疹通常有 7～17 天的潜伏期，以后急骤起病，体温骤然升高。大部分孩子在发热 3 天左右体温突然下降，并且在体温下降之时或下降之后，自颈部和躯干开始出现红色分散的皮疹，并很快波及全身，但是面部及肘、膝关节以下部位皮疹很少。皮疹一般在 1～3 天全部消退，并且皮肤上不遗留痕迹。发热期间，一般情况大都良好，只有少数有轻度烦躁或睡眠失常。

幼儿急疹不是很严重的疾病，一般多自然恢复。少数有中耳炎、肠套叠、肝功能损害和意识障碍性脑炎等并发症。因此，如果孩子在高热时出现烦躁，或出现惊厥，应立即去医院。如果孩子总是用手抓耳朵，或一阵阵哭闹，大便带血，或脖子发僵等，应尽快去医院详细检查。

幼儿急疹是一种病毒感染性疾病，没有什么特效的治疗方法，发热时可以服用退热药，也可以给予冷敷或温水浴降温。但是，最好不要服含苯巴比妥的药，因为有可能产生药物疹而与本病的皮疹相混淆，影响对本病的诊断。患病的孩子，要多休息，多饮水，饮食以流质或半流质为主。如果孩子在托儿所或幼儿园接触过幼儿急疹的患儿，家长应在 10 日内注意观察孩子的一般情况，如果发生高热，可以暂时对他进行隔离。

40. 流行性腮腺炎有哪些表现？怎样防治？

流行性腮腺炎是小儿时期常见的急性传染病，由流行性腮腺炎病毒感染引起，多发生在2岁以上的孩子。流行性腮腺炎以腮腺非化脓性肿胀和疼痛为特征。另外，全身其他腺体组织亦可受累。常见的并发症有脑炎、睾丸炎、卵巢炎和急性胰腺炎等。

腮腺炎病毒属于核糖核酸(RNA)型的副粘液病毒，对腺体和神经组织有亲和力，通常从患者的唾液、血液、尿液和脑脊液中都可以分离出腮腺炎病毒。腮腺炎病毒一般不耐热，在37℃时只能存活24小时，在乙醇、甲醇或1%来苏儿液中几分钟即可被杀死，紫外线照射也可以使其迅速死亡。但是，腮腺炎病毒在低温条件下可以生存比较长的时间，尤其在-45℃时可以存活9个月，而在4℃时也可以存活2个月。

流行性腮腺炎多发生在冬春两季，一般多见于年长儿，2岁以下的小儿发病较少。流行性腮腺炎的传染源为患者和隐性感染者，通过唾液飞沫由呼吸道传播。在流行性腮腺炎的传染过程中，隐性感染者有着重要作用，因为在腮腺出现肿胀7天到腮肿完全消失前都有传染性，但是以腮腺肿胀前24小时到出现腮腺肿胀7天内传染性最强。人类对腮腺炎病毒具有普遍的易感性，通常在一次感染后(包括隐性感染)，可以获得终身免疫，不再感染第二次。

发热特点：发热一般为中度，但也有部分孩子可以出现高热，少数可以达到40℃以上。发热一般持续3～7天，时间最长的可以达到14天。还有大约1/5的患儿体温可以是正常的。

流行性腮腺炎有14～21天的潜伏期，以后进入前驱期，孩子会出现发热、无力、肌肉酸痛、食欲不振、头痛、呕吐等症状。整个前驱期一般为3～5天。接下来就进入了腮肿期，腮腺的肿胀多为两侧性，也有一侧先肿胀，1～2天另一侧也出现肿胀。肿胀的腮腺一般是以耳垂为中心，向周围蔓延，边界不清楚，腮腺表面皮肤灼热，并有弹力感和触痛，腮腺的肿胀可以使脸部变形。在张口、咀嚼或吃酸性食物时会感到腮腺局部疼痛加剧。腮腺的肿胀通常在3天左右达高峰，持续4～5天后逐渐消退，一般整个过程为7～10天，也有的持续14天才完全消退。

流行性腮腺炎患儿中大约有32%在患病期间可能会并发脑炎或脑膜炎，临床表现为发热、头痛、呕吐、嗜睡、颈部僵硬等，少数还可能出现昏迷、惊厥等症状。在青春期后患流行性腮腺炎的病例中，男孩子可能会并发睾丸炎、附睾炎，女孩子并发卵巢炎，但一般不影响生育功能。还有少数病例可能会并发急性胰腺炎。

流行性腮腺炎并不是很严重的疾病，但是如果出现了并发症，如睾丸炎、附睾炎、卵巢炎、胰腺炎等就应该引起重视，要是并发了脑炎或脑膜炎，病情就严重了。因此，如果您的孩子在患流行性腮腺炎期间出现睾丸疼痛，或女孩子诉说下腹疼痛，或孩子有上腹疼痛和呕吐，那他（她）可能并发了睾丸炎、附睾炎、卵巢炎或胰腺炎，应尽快诊治。如果孩子在腮腺肿胀后出现头痛、脖子僵硬和呕吐等症状，应立即去医院（传染病医院）检查是否并发了脑炎。如果患了并发症，就需要住院治疗。

一旦孩子患了流行性腮腺炎，应立即予以隔离，不要让他去幼儿园或学校，隔离一般要到腮腺完全消肿为止。

流行性腮腺炎是一种病毒感染性疾病，在临床上并没有什么特效的治疗方法，通常是以对症治疗为主。当孩子发热时，可以服用退热药或采取物理降温的方法退热。卧床休息，多饮水，并用温盐水漱口，保持口腔清洁。饮食以清淡的流质或软食为宜，不要吃酸、辣等刺激性食物，以免加重疼痛。还可以服用一些清热解毒中药，如板蓝根糖浆等；也可以用醋调青黛散或如意金黄散外敷在肿胀的腮腺部位，以帮助消炎止痛。

对易感小孩采用减毒活疫苗喷喉或气雾免疫。一般初次免疫以 2 岁为好，可以维持 10 年左右，保护孩子不受流行性腮腺炎病毒的感染。

41. 流行性感冒有哪些表现？怎样防治？

流行性感冒（简称流感），像普通感冒一样，也是由病毒引起的，并且两者有着相似的症状，如发热、头痛、咽喉发炎、咳嗽、全身酸痛等。所不同的是，普通感冒可以由多种病毒感染引起，而流感只是由流行性感冒病毒（流感病毒）引起。流感病毒易发生变异，传播力强，常会引起世界性大流行。流感在儿童中传播也很广，容易引起肺部感染，所以应该引起我们的重视。

流感病毒属于正粘液病毒，是单股核糖核酸（RNA）病毒。根据流感病毒核蛋白的不同，将流感病毒分为甲、乙、丙三型。在自然条件下，乙型流感病毒和丙型流感病毒只感染人类，而甲型流感病毒除了可以感染人类外，还可以感染马、猪及禽类。流感病毒不耐热和酸，对酒精、石炭酸、漂白粉和紫外线等都很敏感。

流感一般在冬末春初流行，如果是大流行也可以发生在夏季。流感患者为主要传染源，尤以轻型患者和隐性感染者在传播中有重要意义，因为他们不容易被发现，而且活动范围又大，所以更容易造成流感传播。通常自潜伏期末至起病的3日内传染性最强，病毒通过患者的呼吸道分泌物经飞沫传播。人类对流感病毒呈普遍易感，感染后可以获得对同型病毒的免疫力，但维持的时间比较短，一般不超过1年，并且在各型流感之间没有交叉免疫。流感发病率以儿童和青少年最高，幼儿、老年人和孕妇容易患重症，病死率较高，但是5个月以下的婴儿一般较少受到传染。一般甲型流感可呈小流行、局部流行、暴发流行和世界大流行。大流行通常10～15年发生1次；小流行和局部流行则2～3年发生1次。乙型流感常以局部流行为主，相隔4～7年发生1次；丙型流感则常为散发。

发热特点：常突然发生高热，体温可波动在38℃～41℃，有些小孩子还会因此出现高热惊厥。如果没有并发症，发热可以持续3～5天。

流感潜伏期一般很短，常常只有几小时，最长也不过1～2天。发热同时，还会有畏寒、头痛、全身酸痛和疲乏无力等症状，以后逐渐出现嗓子痛、咳嗽、流鼻涕等，并由于眼结膜充血发炎而出现流泪；有时候还会有腹泻、恶心和呕吐等症状。患流感期间，孩子的血白细胞总数大都减少，有时可以少到 4.0×10^{9}/升，而且中性粒细胞减少显著，淋巴细胞相对增加，这种血象常可以持续10～15天。

在婴幼儿时期，最常见的并发症主要是肺炎。这种肺炎既可以由流感病毒引起，也可以继发于流感杆菌、金黄色葡萄球菌、肺炎球菌或链球菌。这些肺炎的病程短则1周，长则可达月余。在此期间，孩子的体温波动，肺部体征消失得也比较缓慢。除了肺炎之外，还可以见到鼻炎、咽峡炎、中耳炎、喉炎、支气管炎、心肌炎、脑炎和腮腺炎等并发症。

流感病毒感染，到目前为止尚无特效治疗方法。单纯型流感是一种自限性疾病，如果没有继发感染，1 周左右即可痊愈。通常采用的治疗方法主要是对症治疗。首先，要卧床休息，每 3～4 小时测一次体温。体温超过 38.5℃时，可以服退热药。如果发热持续 36 小时以上不退，就应该请医生治疗。不要强迫孩子吃东西，但要让他不断地喝水或饮料(不要喝含碳酸的饮料)，以补充由于发热、出汗而失去的水分。如果咳嗽，可以喝一些止咳药水，也可以服用一些抗病毒药物，如盐酸吗啉胍(病毒灵)、甲基金刚烷胺等，对减轻流感症状有一定作用。

要让孩子在阳光充足、空气新鲜且比较温暖的屋子里休息。如果病情允许，可以轻微活动，但若体温又升高了，就要卧床休息。同时，要加强消毒隔离。孩子擦鼻涕的纸不要乱扔，如果他用手绢擦鼻涕，在洗手绢时要用开水烫一下。孩子的房间要定时开窗通风，也可以用食醋加 1 倍的水每天熏蒸 30 分钟。护理孩子时，最好戴口罩。在流感流行期间，尽量让孩子少去公共场所，以减少被传染的机会。

婴幼儿如果在病情好转后又出现体温升高，并且呕吐，应立即请医生检查，他可能患了一种罕见的且非常严重的疾病——瑞氏综合征。如果在 36 小时内高热不退，或咳嗽加重，或耳痛，或流脓鼻涕等，常表明病情加重或出现了继发感染，应立即看医生。

流感的预防：平时应注意孩子营养和体格锻炼；孩子的居室应经常通风，保持空气新鲜，保持室温恒定，不要忽冷忽热；冬季里应经常让孩子到室外有阳光的地方活动，以增强耐寒力；在流感流行期间，还可以用中草药大青叶、板蓝根、金银花等给孩子煎水喝，可起到一定的预防作用。

除此之外，还可以通过接种流感疫苗来预防流感。流感疫苗有两种，一种是灭活的流感病毒疫苗。它通过皮下注射的方法使人体产生自动免疫力，但制作工艺复杂，价格较贵。一般相隔6～8个月分别接种2次，有效保护时间可以达到1.5～2年。灭活流感病毒疫苗的副作用比较小，一般适合于婴幼儿、老年人、孕妇及体弱或患心、肺、肾脏疾病和糖尿病的患者。另一种疫苗是减毒流感病毒活疫苗。它一般采取鼻腔喷雾法接种。这种疫苗制作比较简单，保护期与灭活流感病毒疫苗一样。在接种后可以有轻度发热和呼吸道症状，机体免疫力弱的人还常会有比较重的反应，因此婴幼儿、老年人、孕妇及有心、肺、肾、神经系统疾病和糖尿病的患者禁用减毒流感病毒活疫苗进行接种。流感病毒的变异性比较强，每年流行的流感，其病毒型与上一年均有所不同，所以流感病毒疫苗的接种应针对本年度流行的病毒型。

42. 肠道病毒感染有哪些表现？怎样治疗？

我们所说的肠道病毒并不是指一种病毒，而是指一组相关的病毒，如脊髓灰质炎病毒、柯萨奇病毒、埃可病毒，以及从1968年以来发现的肠道病毒68～72型等。肠道病毒与人类疾病的关系十分密切，并且在世界各地广泛流行，尤在儿童中多见。肠道病毒感染的临床表现比较复杂，虽然大多数症状都比较轻，但也有少数患儿可以引起脑膜炎、脑炎、心肌炎等重症，危及孩子的生命。

肠道病毒虽然有许多种，但是它们具有许多相同之处，如：①它们都属于核糖核酸（RNA）病毒。②病毒颗粒都为球型，体积较小。③肠道病毒对一般的理化因素的抵抗力强，可以抵抗乙醇、甲酚皂溶液（来苏儿）等一般的消毒剂，耐低温和耐酸。④肠道病毒对氧化剂，如游离氯、高锰酸钾等比较敏感，同时对热、干燥和紫外线等也很敏感。⑤肠道病毒一般可以存在于多种动物，如牛、猪等体内，以及人的体内。⑥肠道病毒只是暂时居住在人类的肠道中，既不同于偶然经过肠道的病毒，也不同于始终寄生于肠道的细菌群。⑦肠道病毒感染遍及全世界，在北半球一般多见于夏秋季节。由于抗体缺乏，故小儿发病较成人为多。一般为人与人直接传播，也可以经过水、食物或苍蝇等间接传播。⑧肠道病毒可以侵犯人体多种器官，引起的临床表现也多种多样，而且病情的轻重也各异，但多以轻症和隐性感染为主。

我们说，肠道病毒引起的疾病多种多样，相同的病毒可以引起不同的临床表现，不同的病毒也可以引起相同的临床表现。一般由肠道病毒引起的常见疾病有：①无菌性脑膜炎综合征、脑炎和瘫痪性疾病：通常由柯萨奇病毒和埃可病毒感染引起，发病时一般都有 4～6 天的中等程度的发热，同时有厌食、恶心、呕吐、腹痛、头痛、咽痛和肌肉痛等症状，并且在发病 1～2 天出现脖子僵硬等脑膜刺激症状，一般病程多在 5～10 天；大多数不引起瘫痪，但也有少数可以出现瘫痪。②心肌炎、心包炎：引起心肌炎的肠道病毒主要为柯萨奇病毒 B 组。在婴幼儿，常突然起病，出现面色苍白、发绀、呼吸困难、心率增快、心脏扩大等表现。在年长儿，起病前常有发热及某些感冒的症状，以后出现心悸、疲乏无力、过早搏动或心动过速等。③流行性胸痛或肌痛：主要表现为突然发生的肌肉疼痛，并以胸肌、腹壁等部位肌肉疼痛为主，在肌肉疼痛的同时，常伴有发热。一般情况下，发热和肌肉疼痛持续 3～4 天以后会逐渐消失，但可以反复发作。④疱疹性咽峡炎：一般多由柯萨奇病毒感染引起，临床上常表现为突然出现的发热，热度最高可达 40℃以上，一般持续 2～4 天，同时有咽痛，并在咽部有散在的灰白色疱疹或黄色溃疡，病程一般持续 6 天左右。⑤手、足、口病：大都由柯萨奇 A_{16} 或 A_5、A_{10} 型病毒引起。常在夏季发生，在 4 岁以下的小儿，主要表现为口腔疱疹和手足部位的皮疹，发病时常伴低热，一般在 1 周左右痊愈。

大多数肠道病毒感染都伴有皮疹发生。皮疹发生的同时常伴有发热。皮疹一般 2～3 天消退，同时发热也减退。其他还有上呼吸道感染、腹泻、流行性结膜炎等。

肠道病毒感染一般没有特效的治疗方法，主要是对症治疗。要注意休息，发热时可以服用退热药，也可以口服板蓝根糖浆和维生素 C 等。应根据不同的临床症状，由医生采取相应的治疗。

43. 病毒性脑炎有哪些表现？怎样治疗？

脑炎是指人脑实质发生的炎症。最常见的脑炎是病毒性脑炎，包括某些急性传染病过程中发生的脑炎，如麻疹、水痘、流行性腮腺炎、流行性感冒以及腺病毒等感染后脑炎和某些由蚊、蜱为媒介传播的脑炎，如西方马脑炎、东方马脑炎、委内瑞拉马脑炎、辛德贝斯病毒脑炎、西门里克森林病毒脑炎、基肯尼亚病毒脑炎、黄病毒脑炎、圣路易脑炎、流行性乙型脑炎（俗称“大脑炎”）、墨莱溪谷脑炎、雪鞋兔脑炎和森林脑炎等。此外，预防接种也可能引起脑炎，如在百日咳或狂犬病疫苗接种后发生的脑炎，但这种情况极为少见。病毒性脑炎的病程大多为 2 周左右，重症患者通常会遗留不同程度的后遗症，如肢体瘫痪、癫痫和智力减退等。

发热特点：起病以后很快出现发热，体温常高达 39℃以上，并持续不退。

病毒性脑炎的起病一般比较急，在发病前常有呼吸道感染及消化道症状，如恶心、呕吐等。在高热的同时伴有剧烈头痛和喷射性呕吐（呕吐前没有明显恶心），还可以有脖子僵硬的情况。紧接着进入嗜睡或精神异常、意识障碍，以后出现抽搐和昏迷。

孩子出现上述任何症状时，特别是在此之前曾经患过感冒、麻疹、水痘、流行性腮腺炎等传染病，或接种过某种疫苗时，应高度怀疑他患了病毒性脑炎。对这样的孩子，您可以在家里给他做一个简单检查，即：让孩子平卧在床上，颈部放松，用一只手托住他的后脑勺并向前上方抬起。正常情况下，您会感觉很轻易地使他的下颏贴近前胸，但若是孩子患了脑炎，在抬起他的头时您会感到他的脖子有很大的阻力（抵抗力），孩子不能低头或低头时感觉头痛和脖子痛。如果怀疑孩子患了脑炎，要立即到医院诊治。

病毒性脑炎的诊断主要依靠脑脊液检验。通常，如果医生怀疑孩子患了脑炎，就要在局部麻醉下进行腰椎穿刺，抽取脑脊液进行检验，以确定诊断。关于脑脊液检查，人们对此常有一种不正确的认识，认为抽了脑脊液（即老百姓所说的"抽脊髓"）后，孩子就会变傻。其实，这种说法是非常错误的。脑脊液是由脑室内脉络丛及脑室膜分泌的一种在脑室和脊髓腔中流动的液体，每天不断地产生，又不断地被人体吸收，抽出一定量的脑脊液不会对身体产生任何影响。而当脑部患病，如脑炎、化脓性脑膜炎或脑出血等时，脑脊液的成分会发生变化。因此，检查脑脊液对诊断脑部疾病是非常重要的。事实上，需要做脑脊液检查的病人，大部分确实患有这样或那样的脑病，而且相当一部分脑病患者在恢复后都会留下程度不等的后遗症。这些后遗症是脑病本身造成的，与抽脑脊液检查无关。举一个简单的例子，在外科手术中，有一种麻醉方式，就是将麻醉药注入患者的脊髓腔内以达到感觉，尤其是痛觉暂时消失的目的，这就是通常所说的“腰麻”。腰麻的穿刺部位和操作方法与腰椎穿刺是一样的，所不同的是，腰麻时不但要抽出少量的脑脊液，而且还要向脊髓腔中注入一定量的麻醉剂。如果每个抽过脑脊液的人都会变傻的话，那么每个经腰麻做过外科手术的病人岂不都变成了傻子了吗？实际上这种情况是不存在的。所以，我们每一个家长都应该打消顾虑，积极配合医生的检查。拒绝“腰穿”，只会延误诊断，使疾病不能得到及时的治疗和控制，给孩子留下严重的后遗症，甚至导致死亡，最终给家庭造成终生的遗憾和痛苦。

脑炎是病毒感染引起的，所以并没有什么特效治疗方法，主要还是对症治疗，避免并发症。通常，医生会采取诸如降温、降颅压、抗惊厥、改善脑循环和脑细胞代谢、维持水和电解质平衡等一系列对症治疗措施，一般经过2～3周，大部分孩子就会逐渐康复。另外，当孩子昏迷或不能活动时，家长应该在医生的指导下，给孩子勤翻身、拍背、擦洗，以防发生肺部感染和褥疮。当孩子能够进食时，早期应该吃富含营养的流质食物，如牛奶等。以后，随着病情的好转，逐渐恢复到普通饮食，但也要富含蛋白质、维生素等营养物质。如果孩子遗留有后遗症，如瘫痪或肌肉僵直等时，除了请医生进行针灸等治疗外，还要在医生指导下，每天给孩子按摩，并教他做保健体操，以促进功能恢复。

44. 传染性单核细胞增多症有哪些表现？怎样治疗？

传染性单核细胞增多症旧称腺样热，是由EB病毒引起的一种急性传染病。它的初始症状为不规则的发热、流鼻涕、咽喉发炎，很像得了流感；以后出现淋巴结和肝脾肿大，血液中的淋巴细胞增多，并且出现大量的异型淋巴细胞。青少年患此病后，症状一般比较重，有时还会发生严重的并发症，如脾破裂、溶血性贫血、血小板减少、脑膜脑炎、横贯性脊髓炎、视神经炎和视网膜炎等。但6岁以下幼儿患此病时症状一般比较轻。

传染性单核细胞增多症的分布很广泛，多数为散发，传染源一般为患传染性单核细胞增多症的患者，通常经口腔密切接触而传染，输血和粪便也是传染途径。因此，在传染性单核细胞增多症的传播过程中，飞沫传播并不重要。传染性单核细胞增多症的患者从疾病的潜伏期到患病后6个月，甚至更长时间都可以传播病原体。到目前为止尚无实际可行的预防方法。

发热特点：绝大多数患儿都会出现不同程度的发热，一般早上发热，以后体温则可以持续波动在39℃左右，有时候还可以达到40℃以上，发热持续的时间常在2周左右。在发热的同时还常伴有发冷、出汗和咽喉炎。

传染性单核细胞增多症的潜伏期一般为4～30天，小孩子潜伏期大都比较短，常为4～15天；青年人则可以长达30天。发病可急可缓，前驱症状有全身不适、恶心、疲乏、出汗、头痛、咽痛和发热等。通常在出现前驱症状1周后开始出现典型症状，但是典型症状常以年龄较大的孩子为重，年龄越小症状越不典型，尤其是2岁以下的孩子，肝、脾、淋巴结肿大都不显著。EB病毒主要侵犯肝、脾和淋巴结，所以几乎每一个患儿都会出现淋巴结肿大，肿大的部位主要在两侧的前后颈部。淋巴结虽然肿大，但是一般没有压痛。随着病情的恢复，肿大的淋巴结会逐渐缩小，常需几个月才能完全消退。在发病后的1～2周时脾脏常肿大，并会引起左上腹胀满和触痛，这时候，如果给孩子摸肚子，一定要注意动作轻柔，因为有引起脾破裂的危险。脾脏肿大常在2～3周后逐渐消退。另外，还有一部分患儿会出现肝脏肿大和皮疹。

传染性单核细胞增多症常会出现很多并发症，比较常见的有自身免疫性溶血性贫血、横贯性脊髓病、轻度肝炎、扁桃体周围脓肿、胸膜炎等。

患传染性单核细胞增多症时，最典型的血象改变就是淋巴细胞增多，在白细胞分类中常超过0.50(50%)以上，而且其中有超过0.10(10%)以上的非典型性淋巴细胞(异型淋巴细胞)。另外，传染性单核细胞增多症患儿的血液中含有凝集绵羊红细胞或马红细胞的抗体，称为“嗜异凝集素”，它是一种嗜异性的免疫球蛋白M(IgM)抗体，通常在患病的第2～3周达到高峰，并可以在体内持续存在2～5个月。一般认为，当嗜异凝集抗体的效价超过1∶40以上时即具有诊断价值。还可以做血清EB病毒抗体测定，如结果阳性，则提示为EB病毒感染。

像其他病毒感染性疾病一样，传染性单核细胞增多症也没有特效治疗方法。当确定孩子患了传染性单核细胞增多症，应卧床休息2～3周，以免发生严重并发症。如果脾脏肿大，更应该避免剧烈活动，以防发生脾破裂。传染性单核细胞增多症并不是一种非常严重的疾病，但是由于患儿发热时间比较长，常常会令父母感到不安。因此，当孩子发热时，除了服用退热药或做物理降温外，还要不断地给他喝水，以防止脱水。还可以服用一些保肝药等对症治疗。一般说来，抗生素对传染性单核细胞增多症无效，除非并发细菌感染时才考虑使用抗生素，一般使用青霉素G或红霉素。

患传染性单核细胞增多症的孩子身体一般都很虚弱，并且可能需要6个月左右的时间才能完全恢复。在这个期间要精心护理，防止发生继发感染。而且，在第1次发病后，疾病还可能会复发，因此要注意观察疾病复发的症状。

传染性单核细胞增多症有传染性，所以孩子不能去上学。病情缓解后，可以让他在家里做功课，未经医生许可，不要让他回学校上课。

传染性单核细胞增多症是一种自限性疾病，如果不发生并发症，约1～2周即可恢复。少数孩子恢复比较缓慢，可有长时间低热、淋巴结肿和乏力等，有时可达几周，甚至几个月。

45. 肾综合征出血热（流行性出血热）有哪些临床表现？怎样防治？

肾综合征出血热（流行性出血热）是一种由汉坦病毒（流行性出血热病毒）引起的急性传染病，在我国主要有以黑线姬鼠为传染源的野鼠型和褐家鼠为传染源的家鼠型两种类型，一般前者的病情比较重，后者的病情则比较轻。肾综合征出血热的主要临床特点为发热、出血现象和肾脏损害。

流行性出血热病毒是一种核糖核酸（RNA）病毒，主要在细胞质内繁殖，并产生大量具有特征性的包涵体。在血清学检查中，汉坦病毒有6个血清型，即Ⅰ～Ⅵ型。汉坦病毒不耐酸，对氯仿、乙醚、紫外线以及戊二醛等一般的消毒剂都很敏感，在56℃时，经过30分钟即可被灭活。

肾综合征出血热主要分布在欧亚大陆，其中以中国、俄罗斯、朝鲜、芬兰、瑞典、挪威、波兰和南斯拉夫等国家发病最多。在我国，除了青海和台湾省外，其他省市都有病例发生。肾综合征出血热的传染源主要为鼠类啮齿类动物，而病人作为传染源的可能性不大。肾综合征出血热主要通过以下四种方式传播：①被带有病毒的鼠类排泄物所污染的尘埃通过呼吸道传播是主要传播方式。②通过接触带有病毒的鼠类的排泄物、分泌物等，由破损的皮肤粘膜侵入人体。③通过进食被汉坦病毒污染的食物而经饮食传播。④被带有病毒的螨所叮咬传播。人类对汉坦病毒普遍易感，而且感染后绝大多数都会发病，但是患病以后可以获得持久免疫力，一般很少第二次发病。肾综合征出血热的发病有明显季节性，通常在每年的10月到第二年的1月和4月到6月为两个发病高峰。患者主要为青壮年，儿童发病只占全部发病人数的10%以下。

发热特点：突然出现发冷和发热，体温常在39℃～40℃，热型多为稽留热或弛张热，发热一般持续3～7天，而且最重要的特征是热退后病情反而加重。

肾综合征出血热一般有4～46天的潜伏期，典型的病例通常有三大主要症状（发热、出血和肾脏损害）和五期经过。肾综合征出血热常突然起病，在发热期内孩子还常会出现"三痛征"，即头痛、眼眶痛和腰痛。大部分孩子还可以有恶心、呕吐、腹痛或腹泻等消化道症状。在出现上述症状的同时，还会出现所谓的"三红征"，即面部、颈部和胸部的皮肤充血和潮红。皮肤粘膜的出血主要见于眼球结膜、软腭粘膜。皮肤的出血点常见于腋下和胸背部，有些孩子还可以有鼻出血、咯血、尿血或便血等。在疾病的早期还可以有蛋白尿、血尿和尿少。随着病情的发展，一般从发病后的第4～6天，疾病就进入了低血压期，这一期常持续1～3天。通常全身衰竭、烦渴、烦躁不安、谵妄等精神症状常是低血压休克的先兆症状，随之就会出现血压下降、心率增快、皮肤暗灰色和肢端发冷、发绀等症状。在这一时期孩子的出血症状加重并且尿量明显减少。从发病后的第5～8天疾病就进入了少尿期。这一期一般要持续2～5天，而且尿量越少，持续的时间越长，孩子的病情也越重。这个时期主要表现为尿毒症、酸中毒和水、电解质紊乱等。到了疾病发生后的 8～12 天，就进入了持续 1～2 周的多尿期，尿量可以达到 2 000 毫升/天以上。随着尿量增加，尿毒症和酸中毒等症状会逐渐好转。但是，由于脱水等原因，还有可能出现继发性休克。最后，随着尿量逐渐恢复正常，疾病就进入了恢复期，症状逐渐消失，各项检验也逐渐恢复正常。这个时期一般要持续 1～3 个月。

肾综合征出血热时，血白细胞常逐渐升高，一般都在 15×10^9/升～30×10^9/升，中性粒细胞明显增多，还可以出现幼稚细胞，有点像类白血病样反应，同时还会出现异常淋巴细胞，血小板也常明显减少，有时可以低到 50×10^9/升以下。尿中蛋白可以达到＋＋＋～＋＋＋＋，还可以见到红细胞、白细胞和管型。在血液的生化检查时，主要表现为尿素氮、肌酐等增高，二氧化碳结合力降低，血清钠、氯和钙离子都降低。

肾综合征出血热是病毒感染，到目前为止没有特效治疗，主要是对症治疗。一般在发热的时候，要卧床休息，多饮水，进食容易消化的食物。体温高时可以服用退热药（不要用过于强烈的退热药），但主要应以物理降温为主。有出血症状时，可以用一些止血药，如止血定、立止血等。在发病后的 4 天内，可以试用某些抗病毒药，如病毒唑或特异性高价免疫球蛋白等。同时纠正水、电解质紊乱和酸中毒等。肾综合征出血热的治疗是一个相当复杂的过程，一般都要住院治疗。

做好灭鼠、防止螨叮咬是防治肾综合征出血热行之有效的措施。

46. 鹦鹉热有哪些表现？怎样防治？

鹦鹉热，顾名思义就是由鸟类引发的一种类似病毒感染的疾病，以往主要发生在多种鸟类身上。现在发现，引起人类发生此病的主要为鹦鹉、鸽子、鸭子，以及其他一些鸟类或禽类，所以现在也称这种病为禽类病。近年来，由于饲养宠物（如鸟等）的人增多，患此病的孩子也逐渐多起来了。另外，之所以说它是一种类似病毒感染性疾病，是因为鹦鹉热并不是一种病毒感染，而是另一种微生物，即衣原体感染引起的。这种衣原体被称为鹦鹉热衣原体，是一种寄生和繁殖于宿主细胞内的微生物，它具有某些与病毒或细菌相似的特性，如它能通过滤菌器，但不能在无生命的培养基上生长的特点与病毒非常相似；而它含有脱氧核糖核酸（DNA）和核糖核酸（RNA）两种核酸，同时含有核糖体，按二分裂方式繁殖，并且对抗生素敏感。这些特点与细菌相同。

发热特点：急起高热，体温常在 39℃～40℃以上。和发热的程度相比，脉搏的速率常相对缓慢。同时伴有寒战和周身疼痛。发热时间最长可以达到 3～4 周。

鹦鹉热一般有 6～19 天的潜伏期，除了发热、恶心、呕吐、流鼻涕、腹泻等症状外，还频繁地咳嗽，开始为干咳，以后转为带痰的咳嗽，有时候痰里还有血丝。随着病情的发展，还会出现呼吸急促和发绀，肺部出现啰音，肝脾常肿大，严重时甚至会出现神志障碍。

发病以后，外周血白细胞正常，甚至明显减少；尿中常有蛋白；如果做血清抗体检查，恢复期血清中的抗体效价常较疾病早期血清中的抗体效价增加 4 倍以上。出现肺部症状时，肺部 X 线胸片常可见肺门部阴影向肺野扩散，并且需要很长时间才会消散。

如果患了鹦鹉热，首先应该让他脱离与可疑鸟或禽类的接触，一旦脱离了与患鸟或禽的接触，病情常可以迅速缓解。红霉素是治疗鹦鹉热的特效药，通常剂量为 30 毫克～40 毫克/(千克体重·日)，一般分 4 次口服，常需要连续服药 3 周。发热的时候可以服用退热药。

不接触鸟禽类是预防本病最根本的措施。

47. 兔热病有哪些表现？怎样防治？

兔热病是由土拉热杆菌感染引起的。土拉热杆菌的主要宿主是某些野生的啮齿类动物，如野兔、鹿、羊和松鼠等，孩子常因为与兔子或松鼠戏耍，或接触它们的皮毛，或吸入被兔子或松鼠等污染的尘土或水源而发病。另外，某些昆虫，如蜱、蚤或蚊类等在叮咬了病兔或松鼠等后再叮咬孩子，也可以使孩子感染。

土拉热杆菌是一种革兰阴性杆菌，有两种菌株，即 A 型菌株和 B 型菌株，其中以 A 型菌株的毒力比较强。土拉热杆菌一般通过皮肤、口腔、鼻腔、呼吸道和消化道粘膜侵入人体的各个脏器和血液，进入人体后可以产生内毒素，但不能产生外毒素。人类患兔热病后可以获得终身免疫。

发热特点：兔热病的起病一般都比较急，常见高热，体温常在 39℃以上，同时伴有寒战、头痛、肌肉痛和呕吐等症状。发热时间有时可以长达 4 周左右。

兔热病一般有 1～10 天的潜伏期。通常在发热的同时全身出现红色丘疹，孩子会感觉轻微的痒和痛。经过 4～5 天，皮疹发生溃疡，同时局部淋巴结也肿大，并有压痛和波动感，甚至可以自行破溃，通常将以这类表现为主的称为溃疡-淋巴结型兔热病。其他的还有以眼结膜-眼睑为主要表现的眼型、以扁桃体炎-颈淋巴结炎为主要表现的咽型和以支气管肺炎为主要表现的肺型兔热病。

患兔热病后，血白细胞数常可以正常或稍增高。由于土拉热杆菌不能在普通的培养基上生长，所以做培养时应采用含有兔血、胱氨酸和葡萄糖的培养基，并在培养出菌落后用免疫荧光法检查。另外，在发病后的第 2 周，土拉热杆菌的血清凝集素效价会上升至 1：160 以上，对兔热病的诊断也有意义。

兔热病如果不治疗，病程可以长达 4～8 周，并且还要经过漫长的康复期才能恢复。通常经过抗生素治疗后，一般预后都比较好。常用的抗生素为链霉素、庆大霉素、四环素、氯霉素等，也可以用红霉素、罗红霉素、甲红霉素（克那霉素、克拉仙）、阿奇霉素（希舒美）等，具体使用哪一种药物应听从医生的建议。

避免接触野兔、啮齿动物，做好灭蚊、灭蜱，防止蜱、蚊叮咬是预防本病的重要措施。

48. 猫抓病有哪些表现？怎样防治？

猫，也是孩子们喜爱的一种宠物，但是很多成年人和孩子都有过被猫抓伤的经历，有时候它就会引起一种疾病，这就是猫抓病。猫抓病，也称为良性淋巴网织细胞增多症，主要发生在 5～14 岁的儿童，一般在被猫抓伤或咬伤后出现以淋巴结炎为特征的轻度全身性感染。

猫抓病基本上呈世界性的分布，但是只发生在人类。一般在发病前的几周内都有被猫（尤其是小猫）抓伤或咬伤史，或是有与猫密切接触史；有些人即使没有被猫抓、咬，也会由于接触猫的排泄物或唾液而患病。有时候被狗或兔抓、咬也会引起本病。在冬季，人在室内的时间较多，与猫接触的时间也相对比较多，所以本病以秋、冬和春季为发病高峰。

引起猫抓病的细菌是一种革兰染色呈阴性反应的多形性短小杆菌，需要用特殊的方法染色才能看到，如用免疫过氧化酶染色时菌体呈紫红色。

发热特点：发病早期，伴随着皮疹的出现，可以出现发热和头痛，以后逐渐消退。以后（皮疹后数日或数周）随着淋巴结的肿胀，再次出现发热，此时体温可高达 38℃～40℃，并常伴有乏力、头痛、腹痛和肌肉疼痛等，但是通常没有寒战、全身疼痛和恶心等。

猫抓病有 7～14 天的潜伏期，大多数患儿在皮肤被抓伤处出现皮疹，皮疹有丘疹、疱疹或脓疱等类型，一般持续 1～2 周后逐渐消退。在皮疹出现后的几天到几周后，皮肤破损处引流区的淋巴结开始肿大，并有压痛，甚至出现化脓。这是本病最常见和最具特征性的表现。随着淋巴结的肿大，皮肤破损处再次出现红肿、高热。通常，淋巴结炎经过 1～2 个月后会自行消散。随着淋巴结炎的消散，皮肤破损处表面会出现瘢痕。

患猫抓病的时候，血白细胞一般正常，但白细胞分类中的嗜酸性粒细胞会增高，常在 0.10(10%)左右，血沉也可以增快。还可以用患儿淋巴结的脓液制成抗原做皮肤试验，阳性反应通常表明曾接触过感染动物，如果相隔 4 周连续 2 次皮肤试验均为阴性反应，则可以排除本病。

猫抓病是一种自限性疾病，如果在 4～6 周内淋巴结不化脓，则多半逐渐回缩；即使是化脓的淋巴结，也可以经切开排脓后逐渐消肿。一般病程在 1～3 个月。一般情况下，头孢西丁钠（美福仙）、头孢噻肟钠、庆大霉素、妥布霉素、硫酸奈替米星（乙基西梭霉素）等都可以有效地治疗猫抓病，具体使用哪种药物应听从医生的建议。对肿大的淋巴结可以通过局部热敷或切开化脓的淋巴结来进行局部治疗。

避免接触猫是预防本病最根本的措施。

49. 狂犬病有哪些表现？怎样防治？

狂犬病又称恐水病，是由狂犬病毒引起的急性传染病。狂犬病的主要传染对象是豺狼、狐狸等食肉动物，人和家畜（特别是狗、猫）也能被感染。人主要是被狂犬（疯狗）咬伤或通过患病动物唾液沾染破损皮肤感染，如果不及时处理，病毒就会侵犯神经组织，经过长短不等的潜伏期而发病。我国解放后，曾经管制养狗，并杀灭野狗，使得狂犬病的发病率明显减低。但是，近年来随着饲养宠物热的升温，狂犬病的发病率又有较大回升。这一点应该引起家长充分注意。

狂犬病毒属于杆状病毒，在化学上是含脂的核糖核苷酸蛋白。这种物质可以使被感染的细胞形成胞浆内包涵体，在医学上也称为内基小体，这种包涵体的基质是退化的被感染的神经细胞，其内含有狂犬病毒的集落。狂犬病毒通常对热、紫外线、70%乙醇、福尔马林及强酸强碱等物质敏感，但是对乙醚和氯仿有中等度的耐受性，对甘油和石炭酸有极强的抵抗力，并且耐寒。

狂犬病可以发生在一年中的任何季节和任何年龄的人，但是，半数以上的患者是儿童。这主要是孩子年龄小，喜欢和猫或狗玩耍，但又缺乏自卫能力，容易被狗或猫咬伤。多数哺乳动物对狂犬病毒都易感，家犬、猫、牛、羊、马、驴等均可被感染。人要是被疯狗或病猫咬伤而感染，带有狂犬病毒的唾液污染被抓伤或擦伤的皮肤粘膜时也可以发病。一般说来，病人的唾液中含狂犬病毒的量很少，也不会咬伤别人，所以病人不是传染源。狂犬病没有特效药物治疗，病死率极高，所以对狂犬病应重点放在预防上。凡是被狗、猫、狼等咬伤、抓伤或舔伤后，不论伤人的猫、狗是否健康，为安全起见，都应注射狂犬疫苗。

狂犬病的潜伏期长短不一，短的数日，长的可达3年以上，有的甚至可达几十年，但一般为4～8周。狂犬病发病率的高低，通常与伤口情况和咬伤后的处理有关。头面部、颈部或上肢被咬伤时，由于伤口离中枢神经系统比较近，故发病率较高；伤口较深、较大或多处被咬时，发病机会较多；被咬伤后，对伤口的处理及时而彻底，并及早接受狂犬病疫苗全程注射者，发病率则明显降低。

发热特点：狂犬病的发热大都为低热，体温一般都在38.5℃以下。同时还可以伴有头痛、乏力、嗓子痛、焦虑、易怒、易激惹等症状，有时甚至出现濒死感。这段时间一般持续1～4天。病程后期，体温可以转为高热。

随着病情的进展，多数患儿在被咬伤或抓伤的部位出现疼痛，以及感觉过敏症状，如烧灼、发凉、麻木或蚁走感等，遇到强光、高声时，患儿可以出现流口水、出汗、流眼泪等。还可以出现肌肉紧张，特别是咽喉肌肉有紧迫的感觉。这段时间称为前驱期。随着体温升高，开始出现狂躁和昏睡交替现象，以及不自主的肌肉抽动或惊厥。饮水时咽喉部发生剧烈、痛苦的痉挛，导致呼吸困难，将水吐出。因此，孩子害怕喝水，甚至看到、听到或讲到水或流水声，或风、光等刺激都会引起咽喉部肌肉痉挛。这段时间称为兴奋期，大约持续1～4天。以后逐渐由暴躁转入安静，痉挛发作停止，恐水现象也消失，并能少量进食。但是全身肌肉逐渐松弛，神志淡漠、昏迷，最后肌肉完全麻痹而死亡。这段时间称为麻痹期，一般只持续6～18小时。

狂犬病是非常严重而危险的疾病，一旦发病，几乎100%死亡。因此，一旦孩子被狗或猫咬伤或抓伤，不论其外表是否正常，都应该立即去医院或卫生防疫部门处理伤口并注射狂犬病疫苗。

狂犬病，目前尚没有有效的治疗方法，通常能做的是：对被抓伤或咬伤的伤口严格清洗、消毒，如果伤口污染严重，有时还需要切除被污染的伤口。清理伤口的同时，还可以注射狂犬病疫苗以防止发病。目前常用的疫苗有两种：一种是佐剂地鼠肾细胞疫苗，一般在被咬伤或抓伤的当天和第3、7、14、30天各注射1次；另一种是人二倍体细胞疫苗，于被咬伤或抓伤的当天和第3、7、14、28天各注射1次。但是，这两种方法都不能使患儿在30天内产生有保护水平的抗体，如果潜伏期短至10天以内，则不足以产生有效的预防作用。因此，医生有可能会在孩子被咬伤或抓伤的当天注射两剂疫苗，然后在第7和21天各注射1剂疫苗，以提高免疫效果。如果是被狂犬咬伤、抓伤，或伤口较大、较深或较多时，除了注射狂犬病疫苗外，医生还会同时注射抗狂犬病血清或狂犬病免疫球蛋白，以中和孩子体内的狂犬病毒和快速提高体内的抗体水平以及免疫效果。如果孩子已经发病，只能住院进行对症治疗，但一般都不能挽救孩子的生命。

通过上面的介绍，我们知道了，对狂犬病应该重点放在预防上，所以，家中最好不要养猫、狗一类的宠物。如果已经养了，最好将它们处理掉。如果一定要养猫或狗，则必须到防疫部门登记，以便定期给它们检查身体和注射狂犬病疫苗。要教育孩子不要去玩或逗别人家的猫或狗，特别是那些在外面乱跑的野猫和野狗，以免咬伤。另外，孩子一旦被猫、狗咬伤或抓伤，不论皮肤有无破损，都应该立即去医院请医生处理。

50. 登革热有哪些表现？怎样防治？

登革热是一种由登革热病毒引起的，以蚊子为媒介的急性传染病，其主要的传播媒介为埃及伊蚊。登革热的临床特点有发热、皮疹、淋巴结肿大、剧烈的肌肉和关节疼痛，因此过去也将其称为断骨热，也有称五日热或七日热的。

登革热病毒是一种小型的虫媒病毒，耐低温和二氧化碳，但是不耐热，对紫外线、甲醛和乙醚等都敏感。登革热患者和病毒携带者是登革热的主要传染源，从潜伏期末到发病后的3～5天，他们的血液有很强的感染性。蚊子吸吮带有病毒的血液后，病毒就会在蚊子体内繁殖，通常经过8～14天以后，蚊子可以通过叮咬人将疾病传播，而且被感染的蚊子，终身都具有传播病毒的能力。人类对登革热病毒普遍易感，并且在感染后可以获得免疫力，但这个免疫力并不持久、恒定，并且对不同血清型的登革热病毒也没有交叉保护力，因此还可以再次被感染而患病。登革热广泛流行于世界各地，尤以热带和亚热带地区为多见，以夏、秋多蚊的季节为流行高峰。

发热特点：常为急起的寒战高热，体温可达40℃～41℃，发热一般持续3～5天后下降。但是，不久以后再次出现高热，形成所谓的双相热。

登革热一般有2～15天的潜伏期。起病急骤，除发热、寒战以外，还常有头痛、头晕、恶心、呕吐、鼻出血、牙龈出血、眼结膜和咽部充血等伴随症状。另外，全身肌肉和关节疼痛，以及淋巴结、肝、脾肿大也是登革热的特征性表现。退热过程中，还会出斑疹、麻疹样或猩红热样皮疹，但是手掌和脚底一般不出疹。整个疾病过程一般持续7～10天。上面介绍的是典型登革热发病经过，其他的还有轻型登革热、出血型登革热和脑型登革热等，由于比较少见就不一一介绍了。

患登革热时，外周血细胞常全部减少，并以中性粒细胞减少更为明显，血小板也常减少。还可以做发病早期和恢复期血清免疫球蛋白G(IgG)抗体检查，如果后者比前者增加4倍以上有诊断意义。

患了登革热，要卧床休息，避免疲劳，多饮水，可以多喝一些果汁、菜汁、牛奶、稀饭等流质或半流质食物，同时保持大便通畅。另外，要注意保持皮肤和口腔的清洁，避免发生继发感染，加重病情。因为登革热是病毒感染，所以没有特效的治疗方法，一般以对症治疗为主，如退热、降温、止痛、止血和补充维生素等。肾上腺糖皮质激素对消炎、退热、预防出血和减轻脑水肿等都有作用，故常在疾病的早期短期应用。需要注意的是，如果在发病后的4～5天时孩子的头痛加重，要注意脑出血。

防蚊灭蚊是预防登革热的重要措施。

51. 细菌性痢疾有哪些表现？怎样防治？

细菌性痢疾(简称菌痢)又称杆菌性痢疾，俗称痢疾。它是由痢疾杆菌引起的，是小儿时期常见的一种肠道传染病，以发热、腹痛、里急后重以及排泄含有脓血的稀便为主要症状。

细菌性痢疾由痢疾杆菌感染引起，常见的痢疾杆菌有5种类型，它们分别是福氏、宋内、志贺、舒密次和鲍依德痢疾杆菌。痢疾杆菌是一类不会动的革兰染色阴性细菌，可以在水中存活10天左右，在食物中可以存活几十天。痢疾杆菌对阳光和高温均非常敏感，对一般消毒剂，如新洁尔灭、漂白粉、过氧乙酸和甲酚皂溶液(来苏儿)等也很敏感，但是在低温和潮湿的环境下可以存活几个月。菌痢病人和带菌者是菌痢的传染源，通过细菌污染的食物、污染的水源、生活中的接触以及苍蝇进行传播。人类普遍对菌痢易感，患病后的免疫力短暂而不稳定，因此可以多次患病。夏天天气热，有利于细菌繁殖，因此菌痢的发病高峰通常在夏秋季节。

发热特点：患菌痢时，多为急起高热，体温常在39℃以上。如果是中毒型菌痢，体温可高达41℃；有时还会伴有反复惊厥。随着病情缓解，体温也逐渐下降。

菌痢一般都有数小时到7～8天的潜伏期。发病分为急性和慢性两种，我们通常所说的菌痢大都是指急性细菌性痢疾。急性细菌性痢疾在临床上分为普通型和中毒型两种，其中后者发病急，进展快，病情严重，极易导致死亡。普通型痢疾的发病一般都比较急，除了高热外，常伴随有剧烈的阵发性腹痛（排便后腹痛常可短暂缓解），大便次数频繁，每日可达10～30次，粪便中有粘液和脓血，并有恶臭；排便后下腹和肛门仍有沉胀下坠感觉，这就是我们所说的里急后重。还常有全身无力、恶心和呕吐等症状。中毒型菌痢多见于2～7岁的儿童，多起病急骤，除了40℃以上的高热以外，还常有嗜睡、烦躁不安、反复惊厥等症状，甚至出现昏迷。孩子的面色苍白，皮肤发花，四肢冰冷，头痛剧烈，反复呕吐，以及呼吸节律不整。起病初期常没有腹泻或腹泻不明显，以后才出现脓血便。怀疑孩子患了菌痢时，可以将他的粪便进行显微镜检查，在显微镜下可见多数或成堆的脓细胞和红细胞。另外，还可以将患儿的粪便做细菌培养。

发热同时大便次数增多而稀时，应该检查一下大便中有没有粘液、脓血。如果孩子发热、腹痛，大便中有粘液或脓血时，应该立即去看医生。如果确定孩子患了菌痢，可以服用退热药，如复方阿司匹林、泰诺林退热糖浆、美林退热糖浆等，或采取物理降温的方法降温，有惊厥的孩子可以注射镇静剂控制惊厥。细菌性痢疾可用抗菌药治疗。常用抗菌药有复方新诺明、呋喃唑酮（痢特灵）、诺氟沙星（氟哌酸）、氨苄西林（氨苄青霉素）、庆大霉素、黄连素、多粘菌素 E 等，但是具体使用哪种药物治疗应该由医生决定。如果有脱水、循环衰竭或呼吸衰竭等表现，就需要住院输液治疗。患病的孩子，要卧床休息。呕吐停止后，可以给孩子吃流质或半流质的食物。随着病情的好转可逐渐恢复正常饮食，但是暂时不要吃生、冷、油腻的食物。

预防菌痢主要是培养孩子良好的卫生习惯，饭前便后要洗手，不喝生水，生吃的瓜果应清洗干净后再用高锰酸钾溶液（冲成淡粉色即可）泡 20 分钟后用清水冲净。不要吃腐烂变质的食物，从冰箱中取出的食物应该加热后再食用。

52. 伤寒病有哪些表现？怎样防治？

伤寒是由伤寒杆菌引起的一种比较严重的急性肠道传染病。临床上以持续高热、玫瑰疹、肝脏和脾脏肿大、相对缓脉和白细胞减少为特点。

伤寒杆菌属于沙门菌属，是一种革兰阴性杆菌，不形成芽孢，没有荚膜，菌体具有鞭毛，可以运动杆菌。伤寒杆菌的性质和致病力和其他沙门菌基本相似，但是它在发酵糖类时不产气，这一点是与大多数沙门菌不同的。伤寒杆菌主要有两种抗原，即鞭毛抗原（H）和菌体抗原（O）。这两种抗原中，H 抗原不耐热，容易被热破坏；O 抗原则比较耐热。伤寒杆菌在自然界中生活能力比较强，在普通的水中可以存活 2～3 周，并且在低温环境中可以存活几个月，但它不耐热和干燥，并且对大多数一般消毒剂都敏感。伤寒杆菌的主要致病因素是菌体裂解时释放出的内毒素。

伤寒主要由伤寒患者和带菌者传播（特别是带菌者在伤寒的传播和流行中有重要意义），主要通过由病菌污染的水和食物传播，被伤寒杆菌污染的手和苍蝇是重要的传播媒介。一般由污水传染引起的伤寒，大多有 10 天以上的潜伏期，而由食物或牛奶传染而引起的伤寒，其潜伏期则只有 3～4 天，且病情多比较重。人类对伤寒普遍易感，并且患病后可以获得持久的免疫力。伤寒常流行于夏秋季节（6～11 月），各年龄组的小孩都可以受到伤寒菌感染，但以 1～12 岁的儿童比较多见。

发热特点：多数患儿的体温呈逐渐升高，通常在病程第 5 天左右达到高峰，体温常在 39℃～40℃，热型多为弛张热或不规则热。年龄比较小的小孩也可以呈急性起病，出现高热，甚至引起高热惊厥。与成年人不同的是，小儿伤寒的发热持续时间一般比较短，通常在达到体温高峰以后再经过 5～6 天的时间（个别的可长达 10 天左右）即可逐渐退至正常。发热同时，患儿脉搏常表现为相对缓慢（正常时，体温每增加 1℃，脉搏一般增加 10 次/分），但是在比较小的小孩，相对缓脉常不明显。

伤寒有 7～14 天的潜伏期。除了发热以外，还常有食欲不振、表情淡漠、烦躁、嗜睡、腹痛、腹胀、腹泻或便秘，以及鼻出血等症状。与发热程度相比，脉搏常相对缓慢（大孩子）。另外，在孩子的腹部、胸部、腰部和背部常会出现几个到几十个玫瑰色斑丘疹，这些皮疹常在发病后 4～15 天分批出现。

通常情况下，伤寒患儿的血白细胞常会减少，并且在血白细胞分类中中性杆状核细胞会增多，这一点对诊断伤寒有参考意义。但是，2 岁以下的小孩患伤寒时，血白细胞数常不减少，有些反而会稍有增加。另外，血白细胞分类中嗜酸粒细胞也明显减少，这一点对伤寒的诊断也有重要的诊断意义。虽然说血白细胞检查对伤寒的诊断有一定帮助，但是要确诊伤寒主要还是靠检测血清中的伤寒抗原，我们把这种方法称为肥达反应。它是通过检测患儿血清中的H抗体和O抗体的效价来对伤寒进行诊断的一种方法。通常，伤寒发病后1周内患儿血清内的H抗体和O抗体的效价开始呈现阳性，以后逐渐增高，病程第4周阳性率可达到90%。一般情况下，如果O抗体的效价在1∶80以上，H抗体的效价在1∶160以上即有诊断意义。另外，还可做血培养，一般以发病后第1周内的阳性率最高，可达85%以上；到发病后第2～3周，粪便培养的阳性率也常可达到80%以上。这些都对伤寒诊断有意义，但是培养时间一般比较长，所以对伤寒早期诊断一般意义不大。

孩子患伤寒时，即使是轻症也应该卧床休息，并尽量保持大便通畅。当体温超过39℃时，除了服用退热药物外(剂量宜偏小)，还可以配合物理降温，如额部用湿毛巾冷敷、温水浴或冰袋降温等。同时，注意保持口腔和皮肤清洁，防止继发感染。饮食最好以流质或半流质为主，要少吃多餐，注意营养，供给足够的维生素。孩子的粪便应严格消毒处理，用1/5粪量的消毒灵拌匀，尿可以加等量的1%消毒灵，放置2小时后倒去。孩子接触过的家具，可以用0.5%～1%过氧乙酸消毒后，再用热水擦洗干净。孩子的衣服、床单等用具可以通过煮沸的方法消毒。

伤寒杆菌是一种细菌，可以用抗生素来杀灭，一般治疗伤寒的传统药物有氯霉素、复方新诺明和氨苄西林(氨苄青霉素)。近年来，随着抗菌药物研究的进展，新一代治疗伤寒的药物有头孢噻肟钠(赛福隆)、头孢哌酮钠(先锋必)、头孢曲松钠(罗氏芬，菌必治)等。但是，不论采用哪一种抗生素治疗都应该听从医生的意见。

进入恢复期后，应该逐渐增加活动和饮食，热退后也应再卧床休息 2 周。临床症状完全消失后，间隔 5 天做粪便培养，至少连续 2 次阴性方可出院。如果孩子成为恢复期带菌者，则可以服用复方新诺明 4～6 个月，常可以获得一定疗效。

伤寒的预防一般应注意以下几个方面：①提倡饮用开水，不喝生水。②教育孩子养成饭前便后洗手的好习惯，不吃不干净的食物，同时做好灭蝇工作。③对可疑伤寒患者应尽量做到早发现、早诊断、早治疗，并做好消毒隔离。④对托幼机构和学校中的炊事员，要定期进行带菌情况检查，带菌者应隔离治疗。⑤在伤寒流行的季节或地区，可以给 1 岁以上的小孩接种伤寒、副伤寒甲乙三联疫苗。

小孩子伤寒的预后一般比成年人的要好，但个别孩子可以因并发肠出血、肠穿孔、脑膜炎而出现危重情况，甚至死亡。

53. 化脓性脑膜炎有哪些表现？怎样防治？

化脓性脑膜炎指的是由各种化脓性细菌感染所引起的，覆盖在大脑和脊髓表面的脑脊膜的化脓性炎症。最常见的化脓性脑膜炎包括：由脑膜炎双球菌感染引起的流行性脑脊髓膜炎，也就是俗称的“流脑”、肺炎链球菌脑膜炎、嗜血流感杆菌脑膜炎和葡萄球菌脑膜炎等，我们把这些脑膜炎统称为化脓性脑膜炎。另外，结核菌感染也可以引起脑膜炎，我们称为结核性脑膜炎。因为它有某些自身的特点，所以一般不包括在化脓性脑膜炎范围内。

化脓性脑膜炎，尤其是流行性脑脊髓膜炎是很危重的一种疾病，但如能及时明确诊断，并应用有效抗生素治疗，常能取得很好的疗效。但是，仍会有少数患儿遗留脑积水、耳聋和偏瘫等后遗症。婴幼儿患化脓性脑膜炎时，诊断往往比较困难，因为婴儿不会说话，不能诉说自己的不适，而且头痛、脖子僵硬等症状也不明显，故有时可能会延误诊断和治疗。但2岁以下的婴幼儿患脑膜炎时，囟门常会膨胀起来，张力也会比较大，这一点有助于诊断。

发热特点：儿童时期，常表现为急起的高热，体温常高达39℃以上，同时伴有头痛、呕吐等症状，并且很快出现惊厥和昏迷。婴幼儿期也常有明显发热，但疾病早期头痛的症状常不明显，而以情绪变化、呕吐、囟门饱满和脖子僵硬为主要表现。

患化脓性脑膜炎时，除了发热、头痛、呕吐和反复惊厥以外，儿童患者主要表现为神志改变，从发病初期的清醒，很快进入神志不清，谵妄，甚至昏迷，同时还有脖子僵硬，以及某些病理性神经反射出现，如凯尔尼格征、布鲁辛斯基征，以及巴彬斯基征的阳性反应(在临床上将前两者称为脑膜刺激征)。婴幼儿时期，孩子的囟门尚未完全闭合，骨缝也可以裂开，常可以缓解颅内的部分压力，因此诸如头痛和脑膜刺激征等可以出现晚一些，而且表现的也不典型。患儿在疾病早期主要表现为精神情绪变化，如容易激惹、烦躁不安及嗜睡等，以后可以出现呕吐、感觉过敏、发呆，甚至用手打头等，但多数孩子常要到出现惊厥后才引起家长的注意而就医。因此在婴幼儿，囟门饱满和脖子僵硬往往是惟一的体征。

在所有的化脓性脑膜炎中，流行性脑脊髓膜炎是最为危重的一种。多发生在冬春季节，主要在儿童中传播，多数患儿在5岁以下。流脑大多起病急骤，发展迅速，患儿常在很短时间内即出现昏迷、脑疝或呼吸衰竭而死亡。患流脑时，孩子的皮肤上会出现分布不均、大小不一的出血性皮疹，形态多为星状，用手压之不退色，初为鲜红色，以后发展为紫红色或扩大成片的淤斑，多见于胸、肩、肘及臀部。这是流脑的特征性表现之一。

孩子患化脓性脑膜炎时，血中的白细胞总数和中性粒细胞都会明显增加。但是对化脓性脑膜炎的诊断来说，脑脊液检查至关重要，不做脑脊液检查，就无法确诊脑膜炎，也就无法进行有效治疗，其结果就会影响治疗效果，导致孩子留有后遗症，甚至死亡。化脓性脑膜炎时，典型的脑脊液为：外观混浊或呈稀米汤样，有时由于脓液过于粘稠，脑脊液流出都很困难；脑脊液中白细胞数明显增加，并且以多核白细胞为主；糖明显减少；蛋白定量明显增加；如果将脑脊液离心后涂片染色做显微镜检查，常能看到病原菌。查不到病原菌时，还可以将脑脊液进行细菌培养，常能获得阳性结果。除了这些检查外，还可以对脑脊液进行细菌抗原或抗体测定，以及脑脊液中免疫球蛋白和酶等的检查以帮助诊断。

如果出现持续高热，并且头痛、呕吐，就让他平卧在床上，全身放松，用手放在他的枕部，将他的头抬起。如果他的头能很轻松地前屈，并且下颏能够抵着前胸，一般就没有什么问题；如果在抬头的时候，他的脖子很僵硬，有很大的抵抗力，并且下颏不能抵着前胸，还诉说脖子或头疼痛，那他就可能患了脑膜炎。也可以让孩子坐在椅子上，然后低头，使下颏抵着前胸，如果他不能做到，并且诉说脖子或头痛，也表明他可能有脑膜炎。如果是 2 岁以下的孩子，可以摸一摸囟门，如果囟门膨隆，也应该怀疑患了脑膜炎，应该立即送医院诊治。

医生确定孩子患了化脓性脑膜炎时，就需要住院治疗。化脓性脑膜炎的主要治疗就是用抗菌药控制感染，而且不同的细菌引起的化脓性脑膜炎需用不同的有效抗菌药，如流脑常需要用青霉素和磺胺药，也可以用氯霉素、氨苄西林（氨苄青霉素)、头孢噻肟钠、头孢孟多酯钠、头孢西丁钠(美福仙)或头孢曲松钠(菌必治)等;肺炎链球菌脑膜炎常用青霉素,也可以用氯霉素、氨苄西林、头孢噻肟钠或头孢曲松钠等;嗜血流感杆菌脑膜炎一般首选氯霉素,也可以用氨苄西林、头孢噻肟钠或头孢曲松钠等;葡萄球菌脑膜炎常需要几种抗生素联合进行治疗,常用的有新青霉素Ⅱ与万古霉素合用、新青霉素Ⅱ与红霉素和氯霉素合用或利福平与万古霉素和青霉素合用等。除了抗生素外,还有一些对症治疗,如降低颅内压、控制惊厥和减少神经系统并发症等。在化脓性脑膜炎的治疗过程中,医生会定期抽取孩子的脑脊液进行检查,直到脑脊液完全正常为止。

流脑是一种传染病,病原菌存在于患者和带菌者的鼻咽分泌物中,当咳嗽、打喷嚏或说话的时候借飞沫由空气传播。因此,对患流脑的孩子应当予以隔离,并要及时通知他所在的幼儿园或学校。大多数化脓性脑膜炎都是由呼吸道感染发展而来,所以在呼吸道疾病流行季节,要让孩子注意保暖,进行必要的户外活动,多吸新鲜空气,多晒太阳以增强体质,同时注意避免与有呼吸道感染的病人接触。家里有新生儿,要注意孩子皮肤清洁和脐带护理,以免由于皮肤或脐带感染引起败血症而导致化脓性脑膜炎。

54. 猩红热有哪些表现?怎样防治?

猩红热是小儿时期一种比较常见的,由A组乙型溶血性链球菌感染引起的急性传染病,临床上以发热、咽炎、草莓舌、全身弥漫性鲜红色皮疹和疹退后片状脱皮为特征。

猩红热多发生在温带地区,多在冬春季节流行。传染源为猩红热患者和链球菌带菌者,并通过空气飞沫传播。人类对猩红热普遍易感，但以3～7岁的小儿多见。A组乙型溶血性链球菌所产生的致热毒素有3型，而且各型之间没有交叉免疫，所以患过一次猩红热后，如果再遇到其他类型时，还可能患第2次或第3次猩红热，但这种机会通常很少见。

发热特点：猩红热时体温常急骤升高，一般在38℃～39℃，病情重的时候还可能升到40℃以上，同时还伴有寒战、咽痛、扁桃体充血或化脓。

猩红热一般有1周左右的潜伏期，发病后除了上述的发热等症状外，主要是在发热开始后的1天左右，皮肤开始充血发红，在此基础上出现针尖大小的红色皮疹。这种皮疹主要见于躯干和四肢，用手摸起来有点儿"砂纸"或"鸡皮疙瘩"的感觉。脸上一般很少有皮疹，但是皮肤充血红晕，使得口唇周围反而显得苍白，医生们把它称作"口周苍白圈"。皮疹在腋下、肘部和膝部的皮肤皱褶部位特别密集，形成深红色的横切线，医生们称为"帕氏线"。皮疹通常在24小时内遍及全身。病初时孩子的舌头上布满白色的舌苔，以后舌苔脱落，露出充血的舌面和红肿的舌刺，看上去像成熟的草莓一样，医生们称它为"草莓舌"。口周苍白圈、帕氏线和草莓舌是猩红热的典型特征。一般在发病1周左右，皮疹开始逐渐消退，同时开始脱皮，在手足可呈手套、袜套样的大片脱皮，一般要持续2～4周方能完全脱净，脱皮后皮肤不留色素沉着。有一部分孩子在病后1～5周可能会发生风湿热或急性肾小球肾炎或心肌炎。

如果怀疑孩子患了猩红热，应该尽早到传染病医院诊治。通常，青霉素是治疗猩红热的首选药物。如果对青霉素过敏，可以改用红霉素或头孢菌素类药物。一般在用药后2～3天体温即可下降，但是为了防止发生风湿热、急性肾小球肾炎或心肌炎，须坚持用药7～10天。

在坚持抗生素治疗的同时，要卧床休息，同时尽量多喝水。如果嗓子痛，可以给他喝冷饮料和吃流质食物，还可以用淡盐水漱口，每日数次。恢复期，如果发现又发热，或有关节痛、水肿、尿色改变或少尿等症状时，应及时到医院检查，是否并发了风湿热、急性肾小球肾炎或心肌炎。

到目前为止，猩红热尚没有疫苗可以预防，所以对患儿的隔离是非常重要的，应隔离至连续 2 次咽拭子培养链球菌阴性为止。同时，对于体弱或免疫功能低下的密切接触者，可以采取服用复方新诺明或注射青霉素的方法预防。对于溶血性链球菌带菌者，应给予青霉素注射 10 天治疗。

55. 结核病有哪些表现？怎样防治？

结核病是由结核杆菌感染人体引起的一类慢性全身性传染病，全身各个器官都可被累及，但以肺结核病最为常见。由于人们生活环境质量和营养状态不断提高，卡介苗广泛接种和有效抗结核药物的应用，使结核病的流行曾一度得到控制。但是近年来，由于结核菌耐药菌株的增加和人类免疫缺陷病毒（艾滋病病毒）与结核病在感染和发病上的互相不良影响，结核病的发病又有抬头趋势，患结核病的人又日渐增多。

引起结核病的细菌是一位外国科学家 Koch 于 1882 年从结核病人的痰中发现的，因为它形如杆状，因此将它称为结核杆菌。又由于它在细菌学上属于分支杆菌属，所以又称结核分支杆菌。结核杆菌被苯胺类染色后，不容易为酸性脱色剂脱色，故又被称为抗酸杆菌。结核杆菌一共有 4 型，即人型、牛型、鸟型和鼠型。引起人类感染的主要是人型和牛型，但目前由于乳品的消毒管理日趋完善，故牛型结核杆菌引起的结核病已很少见。结核杆菌是一种需氧菌，生长缓慢，当环境条件不适合的时候，其生长可以完全停滞，同时也不易为抗痨药所杀灭而成为日后结核病复发的根源。结核杆菌有比较强的抵抗力，一般在阴暗潮湿的地方可以存活半年以上，在阳光照射下能存活 2 个小时，紫外线照射也需 20 分钟才能灭活，对酸、碱和酒精等都有比较强的抵抗力。但是对湿热的抵抗力比较差，在 80℃时，只需 5 分钟即可杀死结核杆菌。如果是煮沸，则 1 分钟即可杀死结核杆菌。

结核病的传染源主要是成人患者，而易感者则主要为儿童。结核病的传播以家庭内的传染最为重要，小孩密切接触活动性肺结核病病人后，结核病的感染率、发病率均较一般接触活动性结核病的儿童显著增高。儿童时期感染结核病容易形成血行播散或结核性脑膜炎。另外，小儿结核病也是成人时期续发结核病的主要来源。因此，对结核病的预防和控制必须十分重视。

结核病分肺内结核病与肺外结核病两种。肺内结核病分原发性肺结核病、血行播散性肺结核病和续发性肺结核病；肺外结核病则包括结核性脑膜炎、肠结核、淋巴结结核和骨结核等。

发热特点：原发性肺结核患儿，发热一般为不规则低热，体温常在 38℃左右，同时可以伴有食欲不振、消瘦、盗汗和疲乏无力等症状。血行播散性肺结核的发热则是突然高热，体温常可达 39℃以上，同时伴有咳嗽、呼吸急促、面色苍白和口周发绀等临床表现。结核性脑膜炎的发热初时多为低热，以后随病情进展逐渐出现高热，并伴有头痛、呕吐和脖子僵硬等症状。淋巴结结核的发热主要是长期低热。

在上述的各种结核病中，原发性肺结核是小儿肺结核的主要类型。一个健康的孩子吸入带有结核菌的飞沫或尘埃后便可引起感染，造成原发性肺结核，其临床表现主要是发热及其伴随症状。由于人体对结核菌产生强大的抵抗力，在它周围形成纤维包裹，所以能防止其扩散。如果孩子身体强壮或不再感染结核菌，病灶在3～6个月后会逐渐被吸收或形成硬结，并在2年内痊愈或钙化，不会引起严重后果；要是孩子营养不良或患有其他疾病而抵抗力下降时，结核菌就会活跃起来，突破包裹它的膜进入血液，播散到身体各个部位，引起其他器官结核病。

除了原发性肺结核病外，结核性脑膜炎也是小儿时期常见的一种结核病。它通常为全身粟粒性结核病的一部分，由血行播散而来，常在初次感染结核病后1年内发病，以冬春季发病较多，麻疹和百日咳常为发病的诱因。发病早期，除了低热及伴随症状外，孩子主要表现为性情和精神状态改变，如原来比较安静的孩子变得烦躁、爱哭等。病情进展则出现高热、头痛、喷射性呕吐和脖子僵硬等症状，婴儿还可出现前囟膨隆。以后逐渐出现烦躁不安或嗜睡，有些孩子还会出现眼睑下垂、眼外斜、瞳孔散大等临床表现。病程发展到晚期，可出现惊厥和昏迷，终至死亡。自然病程约3～4周。

另外，淋巴结结核也是儿童时期多见的一种结核病，孩子的全身组织都可以发生，但以颈、颌下、锁骨上和腋窝淋巴结最常见。除了长期低热外，淋巴结逐渐肿大是其主要体征。淋巴结初起时比较硬，互不粘连，可以移动，也不感觉疼痛，以后彼此粘连成团块或与皮下组织粘连。同时，可发生变性和坏死而形成脓肿，但表面没有发红和发热的炎症表现，因此医生们将其称为冷脓肿。

结核病是一种严重的疾病，尽管原发性肺结核本身看起来并不严重，但它具有潜在的危险性。当抵抗力下降时，结核菌就会向血中扩散，播散到其他器官。血行播散性肺结核病情多急重，但若能早期诊断和彻底治疗仍可痊愈。抗结核药问世以前，结核性脑膜炎的病死率几乎是100%。目前，它的发病率较过去明显减低，预后也大大改善。治疗的关键在于早期诊断，早期应用足量有效的抗结核药物，以及足够的疗程。淋巴结结核相对不严重，一般也没有什么危险性，但有时会反复迁延多年。结核病的症状没有什么特异性，很难从某些症状得出他患结核病的结论。但如果孩子周围有结核病患者，或他曾与结核病患者有过较为密切的接触，而他又有午后低热、盗汗、消瘦、乏力等症状，就要高度怀疑传染上了结核病，应立即去医院检查。

结核病的诊断主要有以下几种手段：①胸部X线检查，看有无肺结核、结核性胸膜炎或胸腔积液。②结核菌素试验(OT试验)。用不同稀释浓度的旧结核菌素在孩子前臂的中下1/3处(掌侧)进行皮内注射，形成一个直径6毫米～10毫米的皮丘，过48～72小时后观察结果，根据有无硬结及其大小来判断有无活动性结核病。③痰培养，找结核菌。因为小婴儿不会吐痰，常把痰液咽到胃里，所以对小婴儿，医生可在清晨空腹时给他洗胃，对洗出液进行检验。有胸腔积液的孩子应做胸腔穿刺，将液体抽出，在抽出的胸水中找结核菌。④对有脑膜炎症状的孩子，医生可做腰椎穿刺，抽取脑脊液检验，以确定是否患了结核性脑膜炎。⑤对淋巴结肿大的孩子，可做淋巴结活组织检查以确定诊断。

结核病的治疗主要为药物治疗，常用的抗结核药有：异烟肼(雷米封)、利福平、链霉素、乙胺丁醇等。用药原则是：早期治疗、联合用药、足够剂量、规律用药、足够疗程、分段治疗。即确诊后尽早开始用药，一般为2～3种药联合应用，药量要足，用药要规律，不要时吃时停，要长期服药，一般抗结核治疗都需要 6 个月到 1 年半的时间，有些情况下可能还要延长到 2 年，所以不要中途停药，否则不仅会造成疾病复发，而且也容易使结核菌产生耐药性。服用利福平后，孩子的尿液会呈橘红色，这是药物本身造成的，没有不良影响，所以不必担心。不论根据传统疗程（1～2 年），还是短程疗法（6～9 个月），医生都会将治疗分为强化阶段和巩固阶段来治疗。抗结核药有一定毒性，所以在治疗期间，应按照医生的要求，定期到医院进行肝、肾功能及有关检查。患结核病期间，除非医生同意，不要给孩子服肾上腺糖皮质激素类药物，因为那样会使结核病扩散。

在治疗的同时，如果是学龄儿童，医生会建议孩子休学一段时间，以免传染给其他孩子。医生还会向家长了解家庭中其他成员的健康情况，如果有患结核病的，医生会建议同时进行治疗。

为了预防结核病，家长一定要按照卫生防疫部门的要求，定期给孩子接种卡介苗。如果孩子近期曾接触过开放性肺结核病人；或结核菌素试验由阴性转为阳性；或结核菌素试验呈强阳性；或结核菌素试验阳性，因各种原因需用肾上腺糖皮质激素；或结核菌素试验阳性的孩子患麻疹或百日咳时，都应该请医生进行预防性治疗，以防发生结核病。

56. 小儿扁桃体炎有哪些表现？怎样防治？

我们经常谈到的扁桃体在医学上通常是指腭扁桃体。它位于咽部两侧扁桃体窝，是人体抵御外部感染的第一道防线。当空气中的细菌或病毒进入口腔或鼻腔时，扁桃体可以阻止它们前进，但扁桃体本身却会因此产生炎症反应，出现肿大，有时还伴有发热和颌下及颈部淋巴结肿大。引起扁桃体发炎的主要致病菌是A组乙型溶血性链球菌，其他一些细菌和病毒也可以引起本病。

扁桃体之所以容易发炎，除了与它是呼吸道的门户，起着阻挡细菌和病毒进入的作用以外，还与它的发育情况有关。通常，1岁以内的孩子，扁桃体尚未发育，很少患扁桃体炎；当孩子长到4～10岁时，扁桃体的发育达到高峰，体积也明显增大，挡在咽部，因此很容易发炎；以后，随着年龄增长，扁桃体逐渐退化，而人体各部位的抗感染能力也逐渐增强，扁桃体也就不那么容易发炎了。

发热特点：一般的扁桃体炎，发热通常不太严重，常为轻到中度的发热，体温常在38℃～39℃。如果扁桃体化脓了，发热程度就会很严重，有时可达40℃以上。发热同时，还会伴有嗓子痛等症状。

除发热以外，扁桃体炎的主要表现就是嗓子痛，并且常在咽东西时疼痛加重。检查咽部时，可以看到扁桃体红肿、增大，表面可能有黄白色的脓点或脓苔。颌下和颈部淋巴结也常肿大，并有压痛。如果扁桃体过度肿大时，有可能堵塞咽部，造成呼吸困难。

扁桃体炎是小儿时期的一种常见病，除非它过度肿大堵塞咽部，造成呼吸困难，否则它并不是非常严重的疾病。但是，扁桃体炎引起的某些并发症，如中耳炎、急性肾炎、风湿热等却是很严重的疾病，应该引起注意。

如果孩子诉说嗓子痛，或婴儿不愿吃东西并哭个不停，要看一下嗓子，看看扁桃体是否红肿。检查的方法是：让孩子的头稍向后仰，张大嘴巴，用干净的勺柄压住舌根部，同时让他发"啊—"的音，在明亮的光线下就能看到咽峡部两侧的扁桃体。看嗓子时，婴幼儿往往不能很好合作，可以请人帮忙抱住他，同时扶稳他的头，将勺柄从牙齿的侧面伸进去，直到口腔的后部，此时孩子会张嘴，趁机将勺柄压住舌头，即可趁孩子啼哭时看到扁桃体。如果扁桃体红肿或表面有脓性渗出物，就说明他患了扁桃体炎，应尽快看医生。

通常，由细菌感染引起的扁桃体炎，孩子的血白细胞常会升高，中性粒细胞的比例也会增加；但如果是由病毒感染引起的，血白细胞常是正常的。如果考虑孩子的扁桃体炎是由细菌感染引起的，可以用抗菌药治疗，常用的抗菌药有青霉素（青霉素 G 钠、普鲁卡因青霉素等）、磺胺药（复方新诺明等）。如果孩子对这些药不过敏的话，这些药物既便宜，疗效又好。如果孩子对这些药过敏，可以改用红霉素（罗红霉素、罗力德、利君沙等）或头孢菌素等。比较大的孩子还可以用一些含片（草珊瑚含片、西瓜霜含片、四季润喉片、含碘喉片、华素片等）或漱口药水（复方硼砂溶液）等含漱。这些药物有清洁口腔，消炎止痛的作用。在应用抗生素和口腔含漱药物治疗的同时，还可以服用一些清热解毒的中药，常用的有小儿清降片、牛黄上清片或牛黄解毒片等。应该注意的是，不论用什么药物，都应该听从医生的意见。

如果孩子反复、频繁地患扁桃体炎，或有并发症出现，就应该考虑手术切除扁桃体。通常有下列情况时，可以考虑手术：①扁桃体炎反复频繁发作，或多次并发扁桃体周围脓肿。②扁桃体炎经常使其周围器官发生炎症，如中耳炎、颌下淋巴结炎等。③扁桃体重度肿大，以致妨碍吞咽和呼吸。④扁桃体炎导致急性肾炎、风湿热等严重疾病等。应该注意的是，扁桃体切除术除非特别必要，一般应在 5 岁以后施行。

为了预防扁桃体炎发生，平日里应该让孩子多喝水、多吃青菜、水果，保持大便通畅；还要鼓励孩子多参加体育锻炼，增强体质，增加对感染的抵抗力。如果患了扁桃体炎，要多休息，多喝水和进流质食物。

57. 小儿急性感染性喉炎有哪些表现？怎样治疗？

急性感染性喉炎，是由病毒或细菌引起的喉部炎症。比较常见的病原体中，病毒为副流感病毒、腺病毒和呼吸道合胞病毒；细菌为乙型流感杆菌、金黄色葡萄球菌、肺炎球菌和乙型溶血性链球菌等。急性喉炎多发生于感冒或咽炎以后，最典型的症状是声音嘶哑、吸气性喉鸣，以及像小狗叫样的咳嗽（犬吠咳）。急性喉炎多发生在冬春两季，常见于1～3岁的小儿，并以男孩多见。

发热特点：急性喉炎时，发热多在中度以上，体温一般为38.5℃～39℃或更高，通常喉部的症状在发热高峰时比较明显。

一般情况下，喉炎并不严重，其病程大多不超过7天，即使它同时并发有扁桃体炎或支气管炎时也是如此。但是，对于6岁以下的孩子，急性喉部水肿或喉痉挛可能阻塞呼吸道，导致严重的呼吸困难，甚至窒息而死亡。这时情况就严重了，需要紧急救治。

急性喉炎在临床上一般分为暴发型和轻型两种。暴发型在开始时表现为上呼吸道感染的症状，很快即有刺激性咳嗽和吸气性喉鸣，以及轻微的声音嘶哑，以后咳嗽呈犬吠样，并在很短时间内发生呼吸困难，孩子活动或哭闹时吸气和呼气都很困难，三凹征（吸气时胸骨上窝、锁骨上窝和肋间隙凹陷）明显。随着喉梗阻的继续发展，孩子可以出现严重发绀、烦躁不安和挣扎，面色可由发绀转为死灰样苍白，接着出现虚脱，甚至昏迷，如果抢救不及时，可由于缺氧和全身衰竭而死亡。

这是急性喉炎中比较严重的一种类型。轻型的表现多为轻微的声音嘶哑、吸气性喉鸣和犬吠样咳嗽，或急性支气管炎的症状。

怀疑孩子患了急性喉炎时，应该立即去医院治疗。通常，根据喉炎的典型症状，医生不难做出诊断；必要的时候医生会用喉镜检查孩子的咽喉部，若发现喉部的粘膜及声带充血水肿，即可确诊为急性喉炎。一般说来，抗生素对病毒感染是无效的，但是由于比较重的喉炎大都合并有细菌感染，因此对急性喉炎的患儿通常都需要应用抗生素。常用的抗生素有头孢菌素[头孢氨苄（头孢菌素Ⅳ，先锋霉素Ⅳ）、头孢拉定（头孢菌素Ⅵ）、头孢克洛（希克劳）等]、红霉素（罗红霉素、罗力德、利君沙等）和氨苄西林（氨苄青霉素）等。具体需要使用哪种药物进行治疗，应该听从医生的建议。另外，当孩子有吸气性喉鸣或犬吠样咳嗽时，常需要应用肾上腺糖皮质激素，常用的有地塞米松和强的松。肾上腺糖皮质激素既能减轻喉部水肿，也能帮助消除喉部炎症。但是，当孩子因喉部水肿或喉痉挛而导致呼吸困难和窒息时，就需要施行紧急气管切开术，以挽救孩子生命。

患急性喉炎时，要保持室内空气新鲜和湿润，但要防止受凉；给孩子喝热水或热饮料，使咽喉感到舒服；还可以准备一杯热水和一条干毛巾，将毛巾围在孩子的口鼻与杯口之间，让他徐徐地呼吸，这样可以保持呼吸道湿润，使喉部感到舒服。也可以在杯中加一些薄荷等药物。在进行这个治疗时，要注意水温不要太高，以免过热的蒸气将呼吸道烫伤。治疗后要让孩子休息一会儿再外出，以免受凉。

在小儿，患了急性喉炎以后，常常会在呼吸道感染时再次出现喉炎症状。每次出现喉炎症状时，都可能出现危险，特别是发病当晚。所以家长一定要加以注意，一旦出现了有关症状，要立即去医院，以免发生危险。

58. 小儿中耳炎有哪些表现？怎样防治？

中耳炎是小儿时期常见的一种疾病。小儿之所以容易患中耳炎，是由于小儿的咽鼓管（连接咽部和耳的通道）比成年人的咽鼓管要短而宽，并且呈水平位，因此鼻咽部的分泌物和细菌、病毒等容易经此管道侵入中耳。再者，小儿的抵抗力低，中耳局部的免疫功能尚不健全，防御能力比较差，这些因素也使小儿更容易患中耳炎。

一般说来，小儿时期比较常见的中耳炎有两种：一种是渗出性中耳炎。它是中耳的非化脓性炎症，好发于6岁以下的孩子，多是由于咽鼓管功能障碍引起中耳负压，或上呼吸道感染及鼻咽部疾病，如腺样体增生、肿瘤、鼻炎或鼻窦炎，以及扁桃体炎等引起的。另一种是化脓性中耳炎。它通常是由于上呼吸道感染、麻疹、猩红热，或喂奶时呛咳、溢奶通过咽鼓管进入中耳而引起感染。

发热特点：渗出性中耳炎，如果是上呼吸道感染性疾病引起的，在发病前或发病过程中，常会有低、中度发热，体温一般在38℃～39℃，同时伴有相应的症状，如咳嗽、鼻塞、流鼻涕、嗓子痛等。化脓性中耳炎则一般都有明显高热，体温常高达40℃以上，同时还伴有恶心、呕吐等不适。

渗出性中耳炎一般都在孩子患感冒后突然出现，常有听力减退，头部位置变动时耳内常可听到像流水一样的声音，耳内闷胀，感觉闭塞，安静时可以感觉到像吹风一样的耳鸣。化脓性中耳炎除了高热以外，常感觉剧烈的耳痛，疼痛可以呈搏动性跳痛或刺痛，吞咽或咳嗽时疼痛加重；婴儿因为不会诉说耳痛，常表现为用手抓耳、摇头和哭闹不安等；孩子的听力减退，并有耳鸣。耳中可以有液体流出，开始时为血水样，以后变为脓性的粘液。

中耳炎是一种很严重的耳部疾病，会造成孩子听力降低，甚至耳聋。如果治疗不及时，还可能并发乳突炎、骨膜下脓肿、脑膜炎，甚至胆脂瘤等严重疾病，威胁孩子生命。

患中耳炎的孩子，通常需要应用有效的抗菌药进行全身抗感染治疗。常用的抗菌药有青霉素、头孢菌素[头孢克洛(希克劳)、头孢噻肟钠(凯福隆、赛福隆)、头孢克肟(世福素)、头孢布烯(先力滕)等]、红霉素，以及阿莫西林(羟氨苄青霉素)和复方新诺明等。具体应用哪一种抗菌药，通过怎样的方法治疗应按医生的建议进行。另外，对中耳已经化脓穿孔的孩子，医生会用3%过氧化氢溶液滴耳，清洗耳道中的积脓，然后滴抗菌药水进行局部治疗。常用的抗菌药水有：红霉素滴耳液、氯霉素氢化可的松滴耳液、盐酸林可霉素滴耳液、氧氟沙星滴耳液、氯霉素甘油滴耳液、苯酚甘油滴耳液等。一般先用抗生素药水治疗，待脓液减少后改用含甘油的药水治疗，当然，具体如何治疗还应该听医生的指导。对鼓膜尚未穿孔的患儿，可以用空针进行鼓膜穿刺抽液，抽出脓液后注入肾上腺糖皮质激素以减轻局部水肿和炎症反应。这种治疗必要时可以反复进行。对那些中耳积液粘稠，穿刺抽吸无效的孩子，可以进行鼓膜切开术，以保证引流通畅，这对缩短病程和防止并发症都有好处。

为了预防中耳炎，家长应注意以下几个问题：要经常带孩子(包括婴幼儿)到户外活动，鼓励大孩子多参加体育锻炼，以增强体质。要积极预防和治疗上呼吸道感染，在呼吸道疾病流行季节，不要带孩子到人多的公共场所去，以免被感染，一旦发现孩子患病应积极治疗。在给婴儿喂奶时，应将其抱起。如平卧喂奶，乳汁可经咽鼓管流入中耳。同样道理，孩子啼哭时，也要将他抱起，以防眼泪流入中耳。

如果孩子患了中耳炎，则应该多休息，多吃青菜、水果，进用容易消化的饮食，并保持大便通畅。要尽量使孩子感觉舒适一点。如果耳朵疼得厉害，可以把热水袋裹在毛巾里(不要太热)，贴在患侧耳朵上，以减轻疼痛。按照医生的要求，坚持每天给孩子清洗耳道并滴耳药。具体步骤为：先用3%过氧化氢溶液滴耳(可反复数次)，清洗耳道中的积脓(这样耳药才能进入病灶区域)，然后让孩子将病耳向下，使耳道中的液体流出，待流出液中没有脓了，再用干棉签将耳道擦干净。最后，让孩子将病耳向上，滴入耳药。根据医生指示，按时服用抗生素进行全身抗感染治疗。发热时，可以根据热度适当服用退热药。对有陈旧性鼓膜穿孔的孩子应禁止其游泳，对患中耳炎好了之后的孩子，游泳时最好戴一顶泳帽，以防水进入耳中。

59. 急性上呼吸道感染和感冒是一回事吗？

我们经常可以看到这样的情况，每当孩子出现发热、咳嗽、流涕或鼻塞等症状时，孩子的爸爸或妈妈常常会说，啊，孩子感冒了。带孩子到医院去看病时，医生却给孩子下了一个急性上呼吸道感染的诊断。这样一来，有些家长就会以为上呼吸道感染和感冒不是一回事。其实呢，急性上呼吸道感染和感冒就是一回事，只不过上呼吸道感染这个名称更准确，更全面一些罢了。我们通常所说的感冒，在医学上主要是指急性鼻咽炎而言的，它主要表现为发热、鼻塞、流涕、咽痛、咳嗽等鼻咽部的症状，而急性上呼吸道感染除有上面所说的那些症状外，还可以有许多其他症状，如扁桃体红肿、发炎，咽峡炎和咽结合膜炎等。对于大多数孩子来说，患上呼吸道感染时通常都不是局限在鼻咽部，而是同时患有鼻、咽、喉，甚至气管等部位的炎症和感染。所以，从严格意义上来讲，当孩子出现上述症状时，我们还是应该将他们诊断为急性上呼吸道感染更全面和科学一些。

60. 小儿肺炎有哪些表现？怎样治疗？

肺炎是肺实质的炎症，由多种病原体引起。比较常见的病原体有细菌、病毒、真菌和寄生虫等，也可以因为异物吸入肺内而引起。小儿肺炎大多数是由于上呼吸道感染继发引起的，如感冒、扁桃体炎、流行性感冒、气管炎或支气管炎等疾病向下蔓延至肺部造成的。另外，在患某些疾病时，如哮喘、纤维性肺囊肿、百日咳或麻疹时，由于肺部抵抗力下降，也容易并发肺炎。肺炎是一种常见的儿科疾病，主要见于婴幼儿，是发展中国家儿童死亡的第一位原因。

根据不同的分类方法，可以把肺炎分成几类：第一类方法是按照病理特点来分类的，一般将肺炎分为大叶性肺炎、小叶性肺炎（支气管肺炎）和间质性肺炎三种。婴幼儿抵抗力弱，不容易局限炎症，所以容易患支气管肺炎，其病变一般散布在支气管壁附近的肺泡；年龄比较大的孩子（3岁以上）容易患大叶性肺炎，它以肺泡的炎症为主，很少涉及肺的支气管间质，大多局限于一个肺叶或其大部分；间质性肺炎一般以支气管壁、细支气管壁和肺泡壁的发炎、水肿和炎性细胞浸润为主，表现为细支气管炎、细支气管周围炎和肺间质的炎症改变，病变范围一般比较广泛。第二类方法是按照引起肺炎的病原体将肺炎进行分类的，如细菌性肺炎，又可分为肺炎链球菌肺炎、流感嗜血杆菌肺炎、葡萄球菌肺炎、链球菌肺炎、肺炎杆菌肺炎，以及大肠杆菌肺炎等。病毒性肺炎，又可分为腺病毒肺炎、呼吸道合胞病毒肺炎、流感病毒肺炎、麻疹病毒肺炎等；真菌性肺炎有，白色念珠菌肺炎、曲霉菌肺炎等。支原体肺炎、卡氏肺囊虫肺炎，以及吸入性肺炎、过敏性肺炎等。第三类方法就是按照肺炎的病程对肺炎进行分类的，即凡是病程在 1 个月以内的称为急性肺炎，病程在 1～3 个月的称为迁延性肺炎病程超过 3 个月的称为慢性肺炎。不论采用哪一种分类方法，不论是什么原因引起的肺炎，也不论是哪一种类型的肺炎，最普遍的症状就是呼吸困难。

发热特点：基本上由感染引起的肺炎都有发热，并且大多数发热都是骤然发生的，体温也比较高，病初时体温可在 38℃～39℃，以后可以高达 40℃，甚至更高。热型多为弛张热，也可以是不规则热。如果不经抗生素治疗，发热时间一般在 5～10 天；某些微生物感染引起的肺炎，如支原体肺炎，发热时间可以持续 2 周左右。

除发热外，几乎所有肺炎都有呼吸困难。因此，世界卫生组织（WHO）在儿童急性呼吸道感染防治规划中特别强调指出：呼吸加快是肺炎的主要表现。通常情况下，如果 2 个月以下的婴儿呼吸频率超过 60 次/分，2 个月～1 岁的婴儿呼吸频率超过 50 次/分，5 岁以下的儿童呼吸频率超过 40 次/分时，即可认为是呼吸加快。除了呼吸急促外，婴幼儿还可以有鼻翼翕动，三凹征阳性（吸气时胸骨上窝、锁骨上窝和肋间隙凹陷），以及口周、指甲发绀等症状。大部分孩子会咳嗽，并且有痰，但因不会吐痰，常把痰咽到肚子里，所以不容易看到痰的颜色和性质。婴幼儿还可以伴发呕吐、腹泻、腹胀和腹痛等消化道症状。严重的肺炎还可能伴发脓胸、脓气胸或肺大疱等并发症，或出现心力衰竭、中毒性脑病而危及生命。

当怀疑孩子患了肺炎时，应该及时看医生，医生会通过检查外周血白细胞和拍X线胸片来确定孩子是否患了肺炎。有些特殊微生物引起的肺炎，还可以做一些特殊的化验检查来协助诊断，如怀疑患支原体肺炎时，可以做血冷凝集试验和支原体抗体检查等。一旦确定孩子患了肺炎，就需要住院治疗。

通常情况下，在治疗细菌性肺炎时抗生素的使用原则为：①根据病原菌的不同，选用敏感的抗生素。②早期治疗。③根据抗生素渗入下呼吸道浓度的不同，选用适当的抗生素。④联合用药，对一些毒力较强的细菌感染，选用两种敏感的抗生素。⑤足量、足疗程治疗。一般可先用青霉素，直到体温正常后5～7天，临床症状和体征基本消失后3天为止。如果对青霉素过敏，可以改用红霉素。如果使用3天不见效，可以考虑改用其他抗生素。但是，由葡萄球菌感染引起的肺炎通常比较顽固，而且容易复发，所以疗程一般要长一些，应该在体温正常后继续用药2周左右，总疗程大约需要6周左右。一般情况下，如果是肺炎链球菌感染的肺炎，可以首先选用青霉素，如普鲁卡因青霉素(双效西林)、青霉素G钠。对青霉素过敏者，可以用红霉素或阿奇霉素(希舒美)治疗。对金黄色葡萄球菌肺炎，可以首先选用邻氯青霉素、新型青霉素Ⅱ等治疗。对这些抗生素耐药的可以改用二代或三代的头孢菌素，如头孢噻肟钠(凯福隆，赛福隆)、头孢他啶(头孢噻甲羧肟，复达欣)、亚胺培南-西司他丁(泰能，伊米配能-西司他丁)或马斯平等治疗，也可以选用万古霉素治疗。对流感嗜血杆菌肺炎或大肠杆菌肺炎可以首先选用氨苄青霉素或林可霉素，也可以选用氨苄西林钠-舒巴克坦钠(优立新)、阿莫西林-克拉维酸钾(特美汀，安美汀)、替卡西林-克拉维酸钾(安美汀)、头孢克洛(希克劳)、头孢呋辛肟酯(新菌灵)、头孢噻肟钠(凯福隆，赛福隆)等治疗。如果孩子感染的是绿脓杆菌肺炎，一般的抗生素对它是无效的，通常需要用头孢他啶、泰能或马斯平等治疗。

在病毒性肺炎的治疗中，目前还没有一种药物能够有效地治疗病毒感染。我们现在所用的药物大都是对某些病毒感染有某种特定的作用，可能对病毒感染有一定控制作用。所以，当孩子患病毒性肺炎时，通常没有什么有效药物进行治疗。目前用于临床上的抗病毒药物有以下的几种：利巴韦林（病毒唑）、干扰素、聚肌胞、阿昔洛韦（无环鸟苷）或更昔洛韦（丙氧鸟苷）。也可以使用一些中药制剂，如双黄连或黄芪注射液等。

通常患病毒性肺炎时一般不需要使用抗生素，但是当病毒侵入呼吸道时，在引起炎症的同时也削弱了呼吸道对细菌的防御力和抵抗力，使气道的防御功能降低，从而导致继发的细菌感染，因此医生们常在进行抗病毒治疗的同时，加用一些有效的抗生素，以控制肺部混合感染。一般当孩子继发金黄色葡萄球菌感染时，可以选用哌拉西林钠（氧哌嗪青霉素钠）、阿莫西林-克拉维酸钾（安美汀），或头孢曲松钠（罗氏芬）治疗。当继发大肠杆菌感染时，可以选用氨苄西林（氨苄青霉素）或头孢菌素，如头孢呋辛钠（西力欣）治疗。当继发肺炎杆菌感染时，可以选用哌拉西林钠（氧哌嗪青霉素）或用头孢菌素，如头孢拉定或头孢唑啉治疗。当继发肺炎链球菌感染时，可以选用哌拉西林钠、红霉素，也可以用头孢菌素，如头孢哌酮钠（先锋必）治疗。

需要注意的是，不论是应用抗生素，或是抗病毒药物，都应该在医生的指导之下进行，千万不要自己乱用药物，以免造成危险。

除了上述的抗生素或抗病毒治疗外，还可以根据孩子的体温情况进行药物或物理降温，如咳嗽的孩子可以根据医生的建议服用一些止咳平喘药物，呼吸困难时，可以给予氧气吸入。

对患肺炎的孩子，要卧床休息，同时可以垫高他的上身（使他呈半坐位），这样有助于呼吸通畅。要保持室内温暖（20℃左右），同时要保持一定的湿度（60%），并要通风良好。要多喝水，如果他想吃东西，可以给他流质饮食，如牛奶、米汤、果汁、稀饭或面汤等。最重要的一点，没有医嘱，不要擅自服用抗生素、抗病毒药、中药、止咳药或镇静药。

61. 肺脓肿有哪些表现？怎样治疗？

肺脓肿就是肺实质的炎症部位形成了坏死，并且这个坏死部分又发生了液化，从而形成了脓肿。肺脓肿可以发生在任何年龄的孩子，主要继发于肺炎和败血症。

小儿肺脓肿最常见的原因是吸入了感染性的物质，或因人体受到大量毒力强的病原菌的侵袭而免疫功能低下，这些毒力强的病原菌或吸入物质中含有的那些平常附着于鼻咽部的细菌进入肺的深部位时，就可以引起肺脓肿。一般情况下，吸入感染物引起的肺脓肿常发生在肺上叶的后段和肺下叶的背段。引起肺脓肿的细菌比较常见的有厌氧菌、金黄色葡萄球菌、链球菌、流感嗜血杆菌、大肠杆菌、克雷伯杆菌和绿脓杆菌，另外如肺吸虫和阿米巴原虫等也可以引起肺脓肿。在病理上，早期的肺组织炎症以及细支气管和血管阻塞，使肺组织形成坏死和液化而形成脓腔。脓肿破溃到支气管腔内以后，坏死组织逐渐排出体外。当脓腔中的脓液排干净以后，脓腔就会逐渐消失，最后脓肿病灶就愈合了。

发热特点：肺脓肿的起病一般比较隐匿，发热多无定型，常为持续性或弛张型高热，体温常在39℃以上。如果经过有效治疗，则体温常在10天左右下降。在发热的同时常伴有寒战和阵发性咳嗽。

在临床上，肺脓肿除了有发热、寒战和阵发性咳嗽外，有些孩子还可以出现呼吸增快或喘憋的症状，婴幼儿还多伴有呕吐和腹泻等胃肠道症状。在X线胸片上，疾病的早期一般与肺炎相似，脓肿形成以后，在胸片上常可以看到圆形的阴影。如果脓肿与支气管相通，则可见在胸片上圆形的脓腔中有气液平面。脓肿可以是单个的，也可以有许多个。肺脓肿急性期，患儿血白细胞常可以高达(20～30)$\times 10^9$/升，中性粒细胞也明显增高；到疾病的慢性期血白细胞多正常。

肺脓肿的治疗主要是应用抗生素，一般早期可以用青霉素，但疗程常需4～6周。如果孩子对青霉素过敏或无效，可以根据痰培养及药物敏感试验的结果选用头孢菌素，如头孢呋肟酯(新菌灵)、头孢呋辛钠(西力欣)、头孢噻肟钠(凯福隆，赛福隆)、头孢曲松钠(菌必治，罗氏芬)或头孢他啶(复达欣)等治疗。

肺脓肿的预后一般比较好。肺脓肿经过支气管将脓液排出体外后，脓肿有时可以自行康复。但是，如果并发了支气管扩张、迁延性肺脓肿或脓胸后预后就不好了。

62. 胸膜炎有哪些表现？怎样治疗？

胸膜炎通常是指胸膜的炎症，大部分是由细菌感染引起。在临床上根据胸膜炎症的特点，一般将胸膜炎分成三种：第一种为干性胸膜炎(纤维素性胸膜炎)。它通常是由肺部感染侵及胸膜所致，常见于细菌性肺炎或肺结核，病变一般局限于胸膜的脏层，没有或有很少渗出液，吸收后可留存纤维素层，并可形成粘连，但可以逐渐吸收。第二种为浆液性胸膜炎(渗出性胸膜炎)。常见于肺结核，有时也见于病毒性肺炎或支原体肺炎，胸膜腔中常见清亮或混浊的渗出液，液体吸收后，常遗留胸膜肥厚。第三种为化脓性胸膜炎(脓胸)。它主要由肺内感染灶中的病原菌直接侵袭胸膜所引起，多由肺炎发展而来。

发热特点：干性胸膜炎和浆液性胸膜炎的发热常与原发病有关，根据原发病的不同，可以是低热，也可以是高热，热型也多不固定；化脓性胸膜炎则表现为持续性高热。

干性胸膜炎的主要症状就是胸痛，并可以牵涉到腹部、背部和肩部，在深呼吸和咳嗽时疼痛加重；浆液性胸膜炎的早期症状与干性胸膜炎相似，但很快出现胸腔积液，此时深呼吸和咳嗽时胸痛反而减轻，但呼吸困难加重，甚至出现发绀和端坐呼吸；化脓性胸膜炎的早期一般表现为原发病的症状，以后除了高热持续不退外，还有呼吸困难，咳嗽和胸痛也比较明显，如果出现张力性脓气胸时，孩子会突然出现呼吸急促、鼻翼翕动、发绀、烦躁、持续性咳嗽，甚至休克。

患胸膜炎时外周血白细胞多升高，有时甚至可达(15～40)$\times 10^9$/升。另外，X 线胸片对胸膜炎的诊断也有一定的帮助。对有胸腔积液的孩子还可以通过胸腔穿刺抽取胸腔中的液体进行化验，以确定积液的性质，并通过培养确定细菌的种类和对抗生素的敏感性，这样做对治疗也有帮助。

干性胸膜炎，一般通过对原发病的治疗即可获得较好的疗效，在应用抗生素治疗的同时，还可以用宽大的胶布将患病的胸壁固定，以减少呼吸动作造成的疼痛；对咳嗽剧烈的孩子，可以服用镇咳药抑制咳嗽。对于浆液性胸膜炎和化脓性胸膜炎，在抗生素治疗的同时，抽取胸腔中液体也是治疗中的一个重要方面。抽取胸腔中的积液既可以解除胸腔的压迫，减轻呼吸困难，又有利于胸部炎症的吸收。一般在穿刺后，还可以向胸腔内注入肾上腺糖皮质激素以减少胸膜粘连。

63. 患心脏病时会发热吗？

通常所说的心脏病指的是一组与心脏有关疾病的总称。在这一组心脏疾病中包括先天性心脏畸形、心律失常、充血性心力衰竭、心源性休克、感染性心内膜炎、心肌疾病、心包疾病，以及某些与心脏有关的血管疾病，如高血压病、多发性大动脉炎、动脉粥样硬化等。在大部分心脏疾病中，比如先天性心脏畸形、心律失常等，患儿都没有发热，但这并不是说所有的心脏病都不发热，比较常见的情况是感染性的心脏疾病通常都有发热，比如感染性心内膜炎、感染性心肌炎或急性心包炎等。引起上述疾病的病原并不都一样，引起发热的特点也各自不同。具体的发热特点我们将在下面的内容中介绍。

64. 感染性心内膜炎有哪些表现？怎样防治？

以往，我们把感染性心内膜炎称为细菌性心内膜炎，并把它分为急性心内膜炎和亚急性心内膜炎。一般把原来没有心脏病的孩子，感染了毒力较强的细菌，发生败血症并发心内膜炎，病程在 6 周以内的称为急性心内膜炎；如果孩子原来有心脏病，在这个基础上感染了毒力比较弱的细菌，病程超过 6 周以上者，称为亚急性心内膜炎。但是近年来，由于抗生素的普遍应用，心内膜炎的临床表现有所变化，两型间常无明显界限而不易分型，而且引起心内膜炎的病原体种类也不单纯是细菌了，还有病毒、真菌或立克次体等，所以现在称为感染性心内膜炎似乎更为客观、全面。

患感染性心内膜炎的孩子绝大多数(90%)都有原发的心

脏病变，其中以室间隔缺损最常见，其次为法洛四联症、主动脉瓣狭窄、动脉导管未闭等。另外，风湿性心瓣膜病患儿也常发生感染性心内膜炎。在引起感染性心内膜炎的病原体中以葡萄球菌为最多，其次为肠球菌、肺炎双球菌、乙型溶血性链球菌、大肠杆菌和绿脓杆菌等，其他的还有真菌（如白色念珠菌、曲霉菌和组织胞浆菌等）、病毒和立克次体等，但这些病原体都比较少见。

发热特点：大多数感染性心内膜炎的起病都比较缓慢，大部分孩子都表现为不规则的发热，体温高低不定，可以为低热，也可以是高热，同时还可伴有疲乏无力、食欲不振、关节痛等症状；但如果是金黄色葡萄球菌引起的感染，则可以表现为急骤的高热，体温常可达 39℃以上，并可伴有寒战等症状。发热通常持续 1 周以上。

随着病情的进展，逐渐出现栓塞征象，如皮肤、粘膜出现淤点或淤斑，有时可以在手指和脚趾的腹面摸到紫红色的、略有触痛的小结节，医生们称为欧氏小结。另外，病程比较长的孩子还可以见到杵状指、趾，所以，如果孩子有非发绀型先天性心脏病而出现杵状指、趾时，应考虑是否患了感染性心内膜炎。原来有心脏杂音的，可以因心脏出现赘生物而出现杂音性质的改变；而原来没有心脏杂音的，此时也会出现心脏杂音，并且杂音的性质多变。其他的临床症状还可以有脾脏肿大、腹痛、便血和血尿等。

血培养是诊断感染性心内膜炎的关键手段。对怀疑感染性心内膜炎的孩子，一般不要急于应用抗生素，而是应该早期重复地做血培养检查，并做药物敏感试验。通常在体温升高前的 1～2 小时，每隔 10～15 分钟采血 1 次，连续 6 次，其血培养的阳性率可明显增高，甚至可以达到 90%左右。如果心脏内有赘生物，还可以通过超声心动图检查来帮助确诊。

在应用抗生素治疗以前，感染性心内膜炎的病死率几乎为100%。经过合理的抗生素治疗后，感染性心内膜炎的病死率已下降到25%左右。通常在做过血培养后应尽早开始应用大剂量的抗生素，而且应选用杀菌力强的至少2种抗生素联合进行治疗，疗程应不少于4～6周。对草绿色链球菌感染者，首选青霉素G钠治疗4～6周，同时加用庆大霉素治疗2周；对青霉素过敏时，可改用头孢菌素或万古霉素。对金黄色葡萄球菌感染者，可以首选青霉素G钠，但疗程要增加到6～8周，同时加用庆大霉素治疗2周；对青霉素过敏者可改用苯唑西林钠（苯甲异恶唑，新青霉素Ⅱ）或萘夫西林钠（乙氧萘青霉素，新青霉素Ⅲ），还可以用头孢唑啉钠（头孢菌素Ⅴ）、头孢拉定（先锋霉素Ⅵ）或万古霉素治疗。对革兰阴性杆菌或大肠杆菌感染者，可以用氨苄西林（氨苄青霉素）、头孢哌酮钠（先锋必）或头孢曲松钠（菌必治，罗氏芬），治疗4～6周，同时加用庆大霉素治疗2周。当孩子的体温和脉搏恢复正常、自觉情况良好、体重增加、栓塞现象消失、血白细胞和血沉恢复正常、数次血培养结果阴性时，可以停止治疗，但应继续随访2年，以便对复发者进行及时治疗。

为了预防感染性心内膜炎的发生，对有先天性心脏病或风湿性心脏病的孩子要注意他们的口腔卫生，防止发生齿龈炎或龋齿，同时应预防皮肤感染和身体其它部位的感染。发生感染应及时进行彻底的治疗。如果需要拔牙或做扁桃体摘除术等小手术，应在手术前1～2小时和手术后的48小时内注射青霉素预防感染。

65. 感染性心肌炎有哪些表现？怎样治疗？

所谓感染性心肌炎是指由于病毒、细菌、螺旋体、真菌或立克次体感染心肌后引起的心肌局限性或弥漫性疾病。通常，在引起心肌感染的各种病原体中，以病毒最为多见，而病毒中又以柯萨奇 B 组病毒占多数，它常引起心肌损害，我们就称为病毒性心肌炎。其他细菌或病原微生物引起的心肌感染比较少见，我们常说的感染性心肌炎通常指的就是病毒性心肌炎。引起病毒性心肌炎的机制目前尚不十分清楚，一般认为有以下 3 条途径：①病毒直接侵犯心肌引起急性炎症。②一部分病人在病毒感染后，经过一段潜伏期后才出现症状，符合变态反应性疾病的规律。③另有一部分病人的病情发展缓慢，符合自身免疫反应性疾病的规律。所以说，在病毒性心肌炎的发病过程中，除了病毒的直接致病作用外，还有变态反应和自身免疫反应参与。病毒性心肌炎的症状可以出现在病毒感染的急性期或恢复期，重者可有严重的心律失常、急性心力衰竭、心源性休克，甚至猝死；轻者除了安静时心率加快外，可无其他症状。

发热特点：病毒性心肌炎通常在发病前 1～2 周有上呼吸道感染。这时候孩子会有发热，体温从低热到高热不等，发热的持续时间一般不超过 1 周。

通常在患上呼吸道感染 1～2 周以后，孩子会出现胸闷、喘大气、胸痛或心慌等症状，同时还会出现头晕、疲乏无力和食欲不振等。这时候给孩子数数脉搏，可以发现孩子的脉搏增快，或时快时慢，或有间歇。如果出现心力衰竭，孩子就会出现呼吸困难、面色发绀、烦躁不安和不能平卧的症状。如果出现休克，孩子则有烦躁不安、面色苍白、皮肤湿冷和脉搏细弱的症状。有还会突然死亡。

病毒性心肌炎的诊断除了依靠病史和临床表现外，还可以通过心电图检查、心肌酶的检查、心功能检查和血清柯萨奇病毒抗体的测定来进行。

如果通过检查，怀疑孩子患了心肌炎或确定他患了轻型心肌炎，医生会建议孩子卧床休息，并建议他服用一些营养心肌及改善心肌细胞代谢的药物，如维生素 C、维生素 B_1、三磷酸腺苷(ATP)、辅酶 Q_{10}、复方丹参片、肌苷片或中药等。如果孩子的心肌炎比较重，医生就会建议他住院治疗。在住院期间医生会通过静脉输液的方法给他输注肾上腺糖皮质激素、能量合剂、极化液、1,6-二磷酸果糖(FDP)或黄芪注射液等药物，疗程通常需要 10～14 天，病情特重的可长达 21 天。如果孩子有心律失常，则在上述治疗的同时，加用抗心律失常药物。如果孩子出现严重的心律失常，或心力衰竭，或心源性休克，则医生会立即给他吸氧，并进行抗心律失常、抗心力衰竭和抗休克的治疗，以挽救生命。

如果孩子患了心肌炎，家长千万不要过分紧张，父母的情绪紧张会使孩子感到焦虑不安，这样不利于疾病的恢复。在治疗期间，尽量让孩子卧床休息，保持心情愉快。一般休息时间应不少于 3～4 周。如果有心功能不全或心脏扩大的临床表现，则应绝对卧床休息 3～6 个月。在急性期过后，如果孩子一般情况良好，可以复学，但要暂停体育课。

另外，家长应该正确认识病毒性心肌炎这种疾病，并不是孩子一喘大气就是患了心肌炎。孩子喘大气可以有很多原因，如鼻子不通气、扁桃体肿大、精神紧张等，所以在发现孩子喘大气时，应注意观察，看有无引起喘大气的其他原因。现在，玩游戏机或电脑的孩子很多，在长时间玩游戏机或电脑后，许多孩子会出现喘大气的现象。这可能与玩游戏机或电脑时精神紧张和疲劳有关，所以应该注意控制孩子玩游戏机和电脑的时间。

当孩子在医院看病时，医生通常会给他做心肌酶和心功能检查。有时候检查的结果会有轻度的异常，而医生可能告诉家长，孩子没有患心肌炎。这常常会引起家长的疑虑。对此我们有两点说明：首先，心肌炎的诊断并不是以心肌酶作为惟一标准的，而是要做多项检查，并以心电图有无异常作为主要诊断标准，心肌酶只是一个辅助项目，如果孩子的心电图正常，仅凭心肌酶轻度异常这一项是不能诊断为心肌炎的。其次，目前许多医院的心功能检查仪的诊断指标都是成人的，孩子的心脏从大小到功能都和成人不同，用成人的指标来评价孩子的心脏功能大多是不准确的，也是不恰当的。因此，这样的心功能检查结果并不具备诊断意义。当然，如果心功能检查仪的指标是按儿童的不同年龄组制定的，其检查结果就有意义了。

66. 急性心包炎有哪些表现？怎样治疗？

急性心包炎通常为全身疾病的一部分。新生儿期的急性心包炎常由败血症引起，婴幼儿期的心包炎则多由肺炎、脓胸所引起，而儿童时期心包炎的原因多是风湿热、结核病或某些化脓性感染。引起急性心包炎的化脓性细菌最常见的是葡萄球菌，其次为肺炎球菌、链球菌和大肠杆菌。

心包炎的主要病理改变是炎症的作用导致心包腔内出现大量的渗液，这些渗液在心包腔内积聚，使心包腔内的压力升高，结果导致心室在舒张期不能充分扩张，心室充盈不足，心搏出量减少，从而使收缩压下降；同时，由于心包内的压力增加，静脉血液向心脏的回流受阻，故而引起静脉压升高。在正常情况下，孩子的心包腔中常有10毫升～15毫升的液体，起着润滑心包腔的作用。但是如果心包腔中液体增加，心包腔的压力增加，就可能会影响整个循环功能。通常情况下，心包积液对循环功能的影响，取决于心肌状况的好坏和心包渗出液的容量，以及其发生的快慢。如果心肌状况不好，同时有急骤发生100毫升以上的心包积液，就可能会引起严重的循环障碍；如果心肌状况良好，而心包积液出现的又比较缓慢，即使有几百毫升的心包积液也可能不会对循环功能造成什么影响。但是，如果心包积液的发生是快速而大量时，即使心肌功能是正常的，也可以引起循环功能的衰竭。

发热特点：患急性心包炎时，由于原发病的原因，孩子常会有发热，体温随原发病的不同而不同，对某些化脓性感染来说，孩子的体温常会很高，但在新生儿时期，体温常不高或反而出现体温不升。在发热的同时，孩子还可以伴有呼吸困难和咳嗽等症状。

除了发热等症状以外，大孩子常会诉说心前区有刺痛或压迫的感觉，并且在平卧的时候加重，但在坐起或身体前倾时有所缓解；婴儿不会诉说，所以常表现为烦躁不安。在疾病的早期，最重要的体征就是在心前区可以听到声音粗糙的心包摩擦音。心包腔中出现积液时，孩子还会有眩晕、胸闷和呼吸急促的症状，如果积液的量比较大而压迫食管或喉返神经时，可以出现吞咽困难和失声的情况。如果心包积液骤然增加时，常会引起心包填塞，这时孩子会出现呼吸困难、心率加快、发绀、血压下降、脉压差缩小和颈静脉怒张等临床表现。

急性心包炎的检查最简单和常用的方法就是拍X线胸片。当存在心包积液时，在胸片上心脏的影子会呈梨形或烧瓶形，卧位和立位时的心脏影有显著不同，在透视时，常看不到心脏的搏动。另一种有价值的检查方法就是超声心动图。它操作简单，没有创伤，诊断迅速，并且能重复检查，不仅可以探知有没有心包积液，而且还能判断积液量的多少。其他的还有心电图检查、心脏血池扫描检查等。经过上述的检查证明确实有心包积液时，还可以进行心包穿刺的检查。心包穿刺不仅可以抽出心包中的液体进行化验，以了解心包渗液的性质和引起渗液的致病菌，还可以同时解除心包填塞的症状，并通过局部注射抗生素来治疗炎症。但是，心包穿刺有一定的危险性，如果误穿了心脏，则会造成心包积血，引起更大的危险。

当孩子患了急性心包炎时，应卧床休息，并吸氧改善呼吸困难的情况。如果胸痛得厉害，还可以给予阿司匹林、磷酸可待因或度冷丁。尽量让孩子感觉舒适，保证完全休息，饮食应以高蛋白和高维生素为主，同时要注意体液平衡。

一般需要两种抗生素联合进行治疗，常用的有青霉素、新型青霉素、万古霉素、氯霉素、红霉素和头孢菌素等；如果是结核性心包炎，则应给予有效的抗结核治疗。在抗生素治疗的同时，最好每隔1～2天做1次心包穿刺把脓液排出来，并用生理盐水冲洗心包腔，同时向心包腔中注入适量的抗生素和醋酸氢化可的松，在消除炎症的同时减少心包的粘连。如果心包内的积液量大，还可以做心包引流。

67. 急性阑尾炎的临床特点是什么？怎样治疗？

所谓急性阑尾炎，就是俗称的急性盲肠炎。其实，阑尾和盲肠的概念是不一样的。阑尾位于机体的右下腹部，靠近回肠与盲肠的连接处，是一个管状的器官，大约有5厘米～7厘米长，一端为盲端，另一端开口于盲肠（这可能就是老百姓将其称为盲肠炎的原因吧）。当阑尾的开口部分或全部被食物残渣或寄生虫堵塞时，就会引起阑尾内细菌集结，造成阑尾发炎、肿痛，我们就称它为阑尾炎。但是，1 岁以下的小儿，由于阑尾的开口比较大，不容易被堵塞，所以很少发生阑尾炎。

小儿阑尾炎一般多见于年龄比较大的孩子，并且男孩子发病比较多，通常在 5 岁以后，随着年龄的增长发病率也逐渐增加。年龄小的孩子虽然发生阑尾炎的机会比较少，但是，年龄越小，急性阑尾炎的症状通常也越不典型，而且很容易在短时间内发生穿孔、坏死和弥漫性腹膜炎，并因此引起严重的并发症，甚至导致死亡。

引起小儿急性阑尾炎的原因到目前为止尚不十分清楚，一般认为可能与以下的因素有关：①阑尾腔由于粪石、蛔虫、瘢痕狭窄或扭曲等原因引起梗阻，导致腔内压力增加，阑尾壁的血运发生障碍，细菌趁机侵入阑尾引起炎症。②当孩子身体其他部位患感染性疾病时，细菌经过破溃或损伤的粘膜和血循环到达阑尾，引起急性炎症。③有时候，当我们的胃肠道功能发生问题时，阑尾的肌肉和血管也会发生反射性的痉挛，从而使阑尾腔发生梗阻和血运障碍而引起炎症。

急性阑尾炎在病理上一般分为 3 型，即单纯性（卡他性）阑尾炎、化脓性（蜂窝织炎性）阑尾炎和坏疽性阑尾炎。单纯性阑尾炎是临床上比较常见的一种，它的主要病理改变就是阑尾粘膜的充血和水肿，并有中性白细胞浸润；化脓性阑尾炎在小儿中也不少见，其主要病理改变，除了单纯性阑尾炎的变化外，还伴有阑尾浆膜层和肌层的炎症，并在病程的早期即可发生腹膜炎；坏疽性阑尾炎一般不多见，但一旦发生，则阑尾会迅速出现广泛的坏死，并容易与周围的组织发生粘连。

发热特点：通常在疾病的早期，患儿的体温都会有轻度升高，但是随着病情的发展，体温可以很快上升到 38℃～39℃，甚至更高。孩子的脉搏与体温的升高常呈正比，即体温越高，脉搏越快。除了发热以外，孩子还常有恶心、呕吐、便秘或腹泻等症状。

小儿急性阑尾炎的症状特点，医生们称为“转移性右下腹痛”，也就是说，当孩子患了阑尾炎的时候，开始的时候表现为脐周围和上腹部疼痛，经过几个小时后逐渐转移为右下腹部疼痛。腹部的疼痛通常是持续性的，有时候也表现为持续性疼痛伴阵发性加重。在体征方面，最具有诊断意义的体征是右下腹部的固定性压痛。由于小儿的阑尾解剖位置的关系，压痛点不一定在阑尾点（麦氏点）的下方，也可以靠近脐部或在盲肠后，不论具体的压痛点在哪里，但有一点是有意义的，就是压痛点一般是固定的。当炎症没有影响腹膜时，孩子的腹部尽管有压痛，但一般没有腹部肌肉的紧张，如果炎症波及到腹膜时，孩子就会出现局限性的或弥漫性的腹部肌肉紧张，并且会有反跳痛（当在按压腹部时，随着按压手的快速抬起，孩子的腹部会出现疼痛）。

患急性阑尾炎时外周血白细胞常会明显地增高，一般在疾病的早期血白细胞即可达到$(15\sim20)\times10^{9}$/升，同时中性粒细胞可以高达0.80～0.90(80%～90%)。

如果出现持续的腹痛并有一阵阵的加重，就让他平卧在床上，双腿屈曲，用手轻轻按压他的肚脐的右下方几厘米处的阑尾点，看有无压痛；而后突然将手抬起，看有无剧烈的疼痛（反跳痛）。如果阑尾点有压痛，应怀疑阑尾炎；如果阑尾点有压痛和明显的反跳痛，并且孩子的腹部比较硬，则是阑尾炎合并腹膜炎的特有征象，说明疾病已发展到严重的程度，应立即请医生诊治。如果孩子有便秘，同时又有阑尾炎的症状，千万不要给他服泻药，因为孩子真的患了阑尾炎，服用泻药可能会导致阑尾穿孔。另外，在怀疑孩子患了阑尾炎时，暂时不要让他吃东西或喝水，因为孩子真的患了阑尾炎，就可能需要做手术，而手术要在麻醉状态下进行，空腹既可以避免发生麻醉意外，也可以减少手术中腹腔感染的机会。

通常，小儿阑尾炎的主要治疗手段就是早期手术切除阑尾。对单纯性阑尾炎可以试行保守治疗，如果经过1～2天病情没有恶化，或腹膜炎趋向好转或局限时，可以继续保守治疗，直到恢复。但是在保守过程中，如果体温继续升高，压痛的范围扩大等，则应立刻手术。在保守治疗中，常用的抗菌药有青霉素、氯霉素、庆大霉素或甲硝唑（灭滴灵）等，也可以配合中药阑尾清化汤加减。凡是化脓性阑尾炎、坏疽性阑尾炎或单纯性阑尾炎保守治疗无效者，都应手术治疗。

手术后，在排气（放屁）前孩子应该禁食，排气后可以吃流质或半流质饮食，如藕粉、稀饭等。手术后，当医生允许时，应鼓励孩子勤翻身，这样有利于促进肠蠕动，防止肠粘连。通常，阑尾炎手术后4天左右，孩子就可以下床活动了，这时候伤口可能会疼痛，父母要鼓励孩子克服恐惧心理，勇敢地下床走动，这样做同样有助于防止肠粘连。在一般情况下，手术后5、6天，伤口拆线后，孩子就可以回家了，通常在出院时，医生会告诉孩子父母在家中应如何照料。回家后在注意休息的同时，要让孩子活动，并可以逐渐过渡到正常饮食。

68. 急性肠系膜淋巴结炎有哪些表现？怎样治疗？

肠系膜淋巴结炎一般以7岁以下的孩子多见，病原体一般以病毒多见，以冬春季好发，并常在上呼吸道感染或肠道感染过程中发生，典型的症状为发热、腹痛、呕吐，有时还可以伴有腹泻或便秘。

肠系膜上有许多淋巴结，当身体发生炎症时，通过血流流经肠系膜的细菌或病毒会被肠系膜的淋巴结阻挡下来，也就是医学上说的淋巴结的屏障作用和局限作用。但是，小儿的淋巴结免疫功能尚不完整，所以被局限在肠系膜淋巴结的细菌或病毒就会引起局部淋巴结的发炎和肿胀，形成肠系膜淋巴结炎。

发热特点：患肠系膜淋巴结炎时，由于上呼吸道感染的原因，常会出现高热，体温可达 38℃以上，甚至更高。

除了发热以外，腹痛可以出现在腹部的任何部位，但以右下腹痛为多见。疼痛可以是隐约的（隐痛），也可以是痉挛性的，还可以是阵发性的，但是在两次疼痛发作之间，孩子的感觉常会比较好。腹部的压痛点常靠近腹中线并且比较高，压痛点也不固定，并且也没有反跳痛和腹部肌肉紧张，这一点和阑尾炎是不同的。

急性肠系膜淋巴结炎虽然在临床经过上有些像急性阑尾炎，但是一般都要比阑尾炎轻，通常经过禁食、输液和抗生素治疗后病情会明显缓解，不需要手术治疗。

69. 肝脓肿有什么表现？怎样治疗？

小孩子的肝脓肿大多是由身体其他部位的细菌感染经血液循环到肝脏而引起的，也可以是败血症或脓毒血症的并发症。引起肝脓肿的细菌最主要的是金黄色葡萄球菌和大肠杆菌；有时候也可以经胆管逆行感染，主要的病原是蛔虫。通常，蛔虫成虫可以经过胆管或幼虫经门静脉进入肝脏，然后引起继发的细菌感染而形成肝脓肿。有时候，阿米巴原虫也可以引起肝脓肿，我们称为阿米巴肝脓肿。肝脓肿可以是单发的，也可以是多发的，肝的左、右两叶都可以发生，但多见于肝右叶。

发热特点：只要是肝脓肿，不论是什么原因引起的，在发病时都会出现高热，体温常可达 39℃，甚至更高，热型常为弛张热。在开始发热前，孩子常有寒战。如果是由蛔虫引起的细菌感染，或多发性的肝脓肿，发热常表现为不规则的高热，并可以持续数月之久。

肝脓肿的临床表现主要为右上腹部的胀痛和压痛，同时还有厌食、呕吐、腹泻和消瘦等症状。如果脓肿向上方增大，还可以刺激膈肌引起咳嗽、胸痛和呼吸困难。患肝脓肿时，外周血白细胞总数常明显升高，可达(20～30)×10^9/升，分类检查可见中性粒细胞达 0.80～0.90(80%～90%)；有时候还可能有贫血。在肝脓肿的诊断中 B 型超声波检查有重要意义，一般直径在 1.5 厘米以上的脓肿都可以显示出来，对疾病的早期诊断有很大的帮助。

对肝脓肿的治疗，要应用对病原菌敏感的多种抗生素联合静脉输注，经血循环引起的肝脓肿常为葡萄球菌引起，故常用的抗生素有青霉素、红霉素、头孢菌素；经胆管和门静脉感染引起的肝脓肿常为大肠杆菌引起，故常用的抗生素有庆大霉素、丁胺卡那霉素、头孢拉定、头孢哌酮钠(先锋必)、头孢呋辛钠(西力欣)、头孢他啶钠(复达欣)等治疗。具体应使用哪种抗生素进行治疗，应由医生根据病情和细菌培养的结果决定。如果脓肿过大，或反复积脓，或全身的中毒症状严重，或脓肿破溃时，应考虑通过手术进行脓肿切开引流。

70. 泌尿系感染时有哪些表现？怎样防治？

尿路包括肾盂、输尿管、膀胱和尿道四部分。发生在这四个部分的炎症统称为尿路感染(尿感)，也就是有些医生所说的泌尿系感染。有时，感染只限于尿路的某一部分，如膀胱炎、尿道炎等；有时候则整个尿路都被炎症侵犯，如肾盂肾炎时，炎症常累及肾盂、输尿管、膀胱和尿道。通常，女孩子比男孩子更容易患泌尿系感染，这是因为女孩子的尿道比较短，细菌容易上行感染膀胱和输尿管等；另外，女孩子的尿道口距肛门比较近，如果大便擦不干净或擦的方向不对(从后向前擦)，粪便就可能污染尿道口，从而造成泌尿系感染。除了泌尿系的上行感染外，在婴幼儿，还可以因肺炎、脓疱病或败血症等通过血液循环引起泌尿系感染。同时，一切阻碍尿流通畅的情况均有利于细菌的繁殖，如尿道畸形、尿道异物、泌尿系肿瘤等都可以成为泌尿系感染发生和反复发作的诱因。

引起泌尿系感染的细菌，最常见的就是肠道杆菌，其中主要是大肠杆菌，其次为变形杆菌、克雷白杆菌和副大肠杆菌，另有少数由粪链球菌和金黄色葡萄球菌引起。如果孩子有尿路结构的异常，或抗生素治疗不够彻底，则细菌会产生耐药性，导致感染的反复发作，疾病迁延不愈，并可转变为慢性泌尿系感染。

发热特点：绝大部分患泌尿系感染的孩子，特别是患上尿路感染的孩子，还会出现发热，有时候体温还会很高，常达38℃～39℃，甚至更高，在发热的同时还常有寒战。

年龄比较大的孩子在患泌尿系感染时，除了发热、寒战以外，都会出现尿频(孩子总想排尿，但每次只尿一点，有时甚至只有几滴尿)、尿急(孩子憋不住尿，为此经常尿裤子，夜间不尿床的孩子也开始尿床了)、尿痛(排尿时尿道口有疼痛感或烧灼感)和排尿困难等尿路刺激症状，并诉说腰痛或下腹痛，同时有尿液混浊和气味难闻的情况。婴儿患泌尿系感染时，有时没有尿路刺激症状，只表现为发热、寒战、腹痛、频繁呕吐、排尿时哭闹、尿液混浊和气味难闻等症状，特别是有些已经不尿床的孩子又开始尿床了。

泌尿系感染的检查主要依靠尿液化验。尿常规检查，如果尿中的白细胞超过 5 个/高倍视野，即可认为有泌尿系感染；如果有成堆的白细胞等则诊断意义更大。另外，还可以进行中段尿培养和菌落计数。如果每毫升尿液中的菌落数超过 10 万个，则可以确诊为泌尿系感染；如果每毫升尿液中的菌落数在 1～10 万，则为可疑泌尿系感染；如果每毫升尿液中的菌落数小于 1 万个，则一般认为是由于尿液污染引起的。如果孩子反复发生泌尿系感染，就需要进行 X 线尿路造影检查，以排除尿路畸形的可能。

患了泌尿系感染时，要卧床休息，在按医生的要求吃药的同时，嘱咐他多喝水，以增加排尿的次数和尿量，减少细菌在膀胱或尿道中停留的时间。一般的泌尿系感染主要用抗生素进行治疗，通常需要坚持治疗 1～2 周；如果是肾盂肾炎，则常需要坚持用药不少于 6 周。常用治疗泌尿系感染的抗菌药物有：复方磺胺甲噁唑（复方新诺明）、呋喃坦啶、诺氟沙星（氟哌酸）和氨苄西林（氨苄青霉素）等，对耐药菌或顽固的泌尿系感染也可以用头孢菌素治疗。

为了预防泌尿系感染，不要穿开裆裤，内裤也要经常更换和清洗。女孩子的家长，要给女儿做示范，教她在大便后从前向后擦屁股（即从尿道口向肛门方向擦），以使尿道口不被粪便污染。如果男孩子的阴茎包皮过长或包茎，应根据医生的建议尽早予以治疗，避免污垢隐藏在尿道口而污染尿道。注意保持尿道口的清洁，尤其是女婴和患腹泻的孩子，每天或每次大便后都要用清水清洗外阴部及肛门。要培养孩子多饮水的习惯。通常情况下，多喝水就会多排尿，大量的尿液经常冲洗尿路，使细菌不能在尿路停留过久，也有利于预防泌尿系感染。

71. 急性淋巴结炎有哪些表现？怎样防治？

急性淋巴结炎是儿童时期比较常见的一种感染性疾病。通常情况下，有几条途径可以引起淋巴结发炎和肿大：其一，是细菌通过淋巴管到达局部淋巴结，引起淋巴结发炎和肿大；其二，细菌通过血液循环到达局部淋巴结，引起淋巴结发炎和肿大；其三，细菌毒素引起邻近的淋巴结肿大；其四，某些病毒感染时，如风疹，也可引起某些部位的淋巴结肿大。很多细菌都可以引起淋巴结发炎和肿大，但通常以葡萄球菌、链球菌等化脓菌为多见。

发热特点：淋巴结发炎时，孩子一般都会有发热，体温高低不一，低者可在38℃左右，高的时候可达39℃，甚至更高。

除了发热以外，发炎的淋巴结局部的皮肤常会出现红、肿、热、痛，如果炎症发展，肿大的淋巴结还可能化脓。根据淋巴系统的引流关系，身体不同部位的炎症，常会引起不同部位的淋巴结发炎和肿大：如扁桃体炎、中耳炎或牙周脓肿等常引起颌下和颈部的淋巴结发炎和肿大；头部的疖肿、湿疹或风疹，常引起枕后、耳前、耳后、颈前或颈后的淋巴结发炎和肿大；上肢的化脓性感染常引起腋窝淋巴结发炎和肿大；下肢或会阴部的感染则常引起腹股沟淋巴结发炎和肿大；消化道感染常会引起肠系膜淋巴结炎等。

急性淋巴结炎的治疗主要是抗生素治疗，常用的抗生素有青霉素、新型青霉素、红霉素、氨苄西林（氨苄青霉素）、头孢菌素等。具体使用哪种抗生素，应听从医生的建议。除抗生素治疗外，还可以服用一些清热解毒的中成药，如小儿清降片、牛黄解毒片、牛黄上清片、清热解毒口服液等配合治疗。中药有时会引起腹泻，如果想配合服用中药，最好也听从医生的建议。肿大的淋巴结，除了用抗生素治疗外，还可以应用一些药物，如消炎解毒散、如意金黄散等在肿大的淋巴结处敷用，帮助淋巴结炎症的消散。如果肿大的淋巴结表面出现波动感，表明淋巴结已经化脓了，可将化脓的淋巴结切开引流排脓。

急性淋巴结炎的预防，除了避免上呼吸道感染外，平时要让孩子多喝水，多吃青菜和水果，坚持认真刷牙，保持大便通畅，积极参加体育活动，保持健康体格。

72. 瑞氏综合征是什么病？怎样防治？

1963 年，一位名叫瑞氏(Reye)的人发现了一种疾病，该病表现为突然发热，反复呕吐，并伴有惊厥、意识模糊，甚至出现昏迷。后来，人们以 Reye 的名字命名了这种疾病，于是就有了瑞氏综合征(Reye syndrome)。患瑞氏综合征的孩子同时存在急性脑水肿和内脏(主要是肝脏)的脂肪变性。因此，人们又把它称为脑病合并内脏脂肪变性综合征。

到目前为止，引起瑞氏综合征的原因尚不十分清楚，但大多数医学专家认为它与病毒或细菌感染，以及某些药物的作用有关。医生们发现，许多瑞氏综合征的患儿在病前有呼吸道或消化道感染，尤其是患流行性感冒或水痘的孩子容易伴发此病，特别是曾经使用过阿司匹林退热的孩子更容易引起本病。有时候，孩子吃了含有黄曲霉素或被有机农药污染的食物后，也会引起瑞氏综合征。令人稍感欣慰的是，并不是所有孩子都容易患这种病，通常只有那些免疫功能有缺陷的孩子才容易发生瑞氏综合征。

发热特点：常会突然出现高热，体温可达 38℃～39℃。

瑞氏综合征一般多见于 6 个月～4 岁的婴幼儿，在高热的同时伴有咳嗽、流鼻涕、头痛、嗓子痛等症状，有时还有腹泻。在发热数日后或2～3周，孩子出现频繁而剧烈的呕吐，有时候呕吐物可以呈咖啡色；随着病情的发展，可以出现烦躁不安、精神错乱、惊厥，甚至昏迷。通常在临床上，将瑞氏综合征的病程分为5期：Ⅰ期，主要表现为呕吐、嗜睡和淡漠；Ⅱ期，主要表现为定向力丧失、谵妄、不安、呼吸深快和肝功能不全；Ⅲ期，主要表现为意识模糊或昏迷，出现过度换气，脑电图出现明显异常；Ⅳ期，昏迷加深，瞳孔散大，呼吸不整，抽搐；Ⅴ期，全身肌张力消失，对外界的反应也消失，心率变慢，血压降低，终至呼吸停止。通常，Ⅰ～Ⅲ期表示病情为轻、中度，Ⅳ～Ⅴ期表示病情为重度。

疾病早期，外周血白细胞常增加，并以中性粒细胞为主；血氨、血清丙氨酸氨基转移酶升高，血糖降低；脑电图呈现广泛的高幅慢活动，并可有癫痫样放电。但是，诊断瑞氏综合征最直接和准确的方法就是进行肝脏穿刺做活组织检查。具体的方法是：在局部麻醉下，用一空针刺入肝脏并抽取少量的肝组织制成切片，放在显微镜下观察有无脂肪细胞的异常分布，这是本病的典型病理特征。如果怀疑孩子患了瑞氏综合征，家长应积极配合医生的检查和治疗。肝脏穿刺虽有一定的危险性，但对本病的确诊却是非常重要的。因此，如果医生认为有必要做肝脏穿刺活组织检查，家长应给予合作。

瑞氏综合征是一种非常严重的疾病，若不能及时诊断和治疗，就会造成孩子的死亡。即使得到及时的诊治，大部分孩子也会留下程度不等的神经系统后遗症，如智力低下、癫痫、瘫痪、语言障碍或行为异常等。也有一部分患儿当疾病进展到早期时就会停止发展而逐渐恢复。

当孩子患流行性感冒或水痘等病毒感染性疾病已经开始恢复时，又突然开始呕吐，要给他测量一下体温。如果发热，要立即去医院，不要擅自服用阿司匹林类的退热药(APC或小儿APC等)，可以用温水擦浴做物理降温，或服用泰诺林、美林等非阿司匹林类的退热药。

瑞氏综合征没有特效治疗方法，主要是采取措施控制脑水肿和防止器官功能衰竭。常用的治疗方法包括：降温、止惊、降低颅内压、维持体内的水电解质平衡和清除血中的毒素等。本病的病死率很高，重症患儿即使存活也可能会留有程度不等的后遗症，孩子的父母对此应有充分的思想准备。

瑞氏综合征是一种由病毒感染性疾病继发的病变，所以没有有效的预防方法。如果有可能，让孩子避免患流行性感冒和水痘是最好的办法，但这一点显然是很难做到的。我们惟一能做的就是，当孩子患流行性感冒或水痘发热的时候，尽量不要给他服用含阿司匹林的退热药，如APC或小儿APC等。

73. 脑脓肿有哪些表现？怎样治疗？

脑脓肿是由某些化脓性细菌引起的脑组织化脓性病灶。脑脓肿通常由以下几个途径形成：①心、肺和皮肤的感染病灶，如细菌性肺炎、感染性心内膜炎等，经过血液循环进入脑组织，在脑组织中形成脓肿。②孩子患中耳炎或乳突炎时，炎症波及脑组织形成脓肿。③头部受外伤而引起脑脓肿。通常情况下，由血液循环引起的脑脓肿多见于婴幼儿，由耳部疾病引起的脑脓肿则多见于年龄比较大的孩子。引起脑脓肿的病原菌以金黄色葡萄球菌、变形杆菌、大肠杆菌和链球菌最为常见，血源性的脑脓肿多由金黄色葡萄球菌引起，耳源性脑脓肿多由变形杆菌引起。

发热特点：脑脓肿的早期主要表现为感染症状，此时最突出的症状之一就是发热，并且常为高热，体温常可高达39℃，甚至更高。在体温升高的同时还伴有头痛、呕吐等症状，很像化脓性脑膜炎的表现。

发热消退后，孩子仍然有头痛和呕吐的症状，同时伴有嗜睡和淡漠，到病程的后期孩子还可以出现昏迷。由于颅内压的增高，孩子可以出现脉搏缓慢、血压升高，眼底检查时，可以发现有视神经乳头水肿。婴儿还可以有头围增大和前囟膨隆。由于脑内脓肿的影响，会出现某些局限性体征，如额叶脓肿可以引起孩子的表情淡漠和性格改变；颞叶脓肿可以引起同向性偏盲；额顶部的脓肿可以引起对侧的轻瘫和感觉减退；小脑脓肿则可以引起共济运动障碍和眼球震颤等症状。

脑脓肿通常是一个局限性的病灶，对其他的脑组织不一定有明显的影响，腰椎穿刺检查脑脊液可能不会有阳性发现，因此腰椎穿刺检查对脑脓肿的诊断没有多大意义。一般情况下，应用头部 X 线计算机断层扫描（CT），可以看到脓肿阴影；做头部的磁共振检查，也可以看到脓肿部位的异常信号，这些检查对脑脓肿的诊断都是有价值的。

脑脓肿发病早期，感染症状比较明显，应积极用抗生素抗炎治疗。常用的抗生素有青霉素、氨苄西林（氨苄青霉素）、氨苄西林钠－舒巴克坦钠（优立新，凯兰欣）、哌拉西林钠（氧哌嗪青霉素）、头孢噻肟钠、头孢曲松钠（菌必治，罗氏芬）等，可尽量使炎症局限和消散。一旦确定有脓肿形成，则只有通过手术的方法切除脓肿。

74. 甲状腺功能亢进有哪些表现？怎样治疗？

甲状腺功能亢进症，就是我们通常所说的“甲亢”。它是一种由于甲状腺素分泌过多所引起的伴有基础代谢率增高、甲状腺肿大和眼球突出等症状的内分泌功能异常的疾病。

引起甲亢的原因非常复杂，很多情况都可以造成甲状腺功能亢进。比较常见的原因有：①弥漫性毒性甲状腺肿。这是一种自身免疫性疾病，病人常有体液免疫功能缺陷，由此产生了许多可以兴奋甲状腺的免疫球蛋白。另外，在细胞免疫方面，由于解除了对辅助性 T 细胞的抑制，使其得以攻击甲状腺组织细胞，并辅助 B 细胞转化为浆细胞，产生大量的甲状腺刺激性抗体，由于这两方面的作用，因而引起甲亢。这种情况多有遗传基因或环境因素的作用；精神刺激、情绪波动、思想负担过重、青春发育和感染等都是诱发因素。②结节性毒性甲状腺肿。③亚急性甲状腺炎。④慢性淋巴细胞性甲状腺炎（桥本病），这也是一种自身免疫性疾病。通常，当甲状腺组织受损害而破裂释放出甲状腺素时，可以出现甲亢的症状，但在病理上甲状腺有淋巴细胞浸润，腺上皮萎缩和纤维化。因此，它最终的结局是甲状腺功能低下。⑤医源性的原因。⑥碘甲亢。⑦甲状腺肿瘤。⑧脑垂体病变。⑨在其他疾病时合并的甲亢。

发热特征：甲亢时，由于交感神经兴奋和基础代谢率的升高，孩子的产热量增加，所以患儿常会有低热的表现。

通常，儿童甲亢占所有甲亢病人的 5%左右，一般以学龄儿童为主，男女比例约 1∶5。另外，甲亢病人常有家族史，其遗传的方式目前尚不确定，有人认为是常染色体隐性遗传，有人认为是常染色体显性遗传，还有人认为是多基因遗传。

临床表现方面，除了基础代谢率增加引起的低热外，孩子的身高也常比同龄的儿童要高一些，同时还伴有消瘦、怕热、多汗、食欲增加和大便次数增多等症状。还可以有心悸、睡眠时心率加快、高血压，以及心脏杂音或心律失常等表现。孩子通常表现容易激动、脾气急躁、兴奋失眠、好动多语等，手和舌还常出现细微而快速的震颤。但是，性发育缓慢，可以有月经周期紊乱、月经过少，甚至闭经。甲状腺常肿大，可以随吞咽动作而上下移动。同时，肿大的甲状腺光滑而柔软，用手摸时可有震颤，用听诊器可以在甲状腺部听到血管杂音。在甲状腺肿大的同时，眼球常突出，表现为睑裂增宽、不常眨眼、像凝视的样子。上眼睑(眼皮)挛缩，当眼睛向下看的时候，眼睑常不能随眼球立即下落；眼睛向上看时，前额的皮肤不能皱起。

甲亢的诊断主要是测定血中甲状腺素水平和促甲状腺素的水平，通常依靠这些化验就可以确诊甲亢。通常血甲状腺素总量(TT_4)、血游离甲状腺素(FT_4)、血三碘甲状腺原氨酸总量(TT_3)、血游离三碘甲状腺原氨酸(FT_3)升高；血促甲状腺激素(TSH)降低；基础代谢率(BMR)升高。一般轻型甲亢时，基础代谢率＞＋15％～＜＋30％；中型甲亢时，基础代谢率＞＋30％～＜＋60％；重型甲亢时，基础代谢率＞＋60％。通常基础代谢率可以用公式：基础代谢率(％)＝脉搏/分＋脉压差－111来计算。其他还可以做甲状腺扫描、甲状腺B超、甲状腺抗体测定及吸碘试验等检查。

小儿甲亢，在治疗方面与成人有所不同，治疗甲亢常用的三种方法(口服药、手术切除、放射性^{131}碘治疗)中，小儿甲亢首选口服药治疗，但一般需要坚持治疗2～3年。常用的药物有甲基硫氧嘧啶、丙基硫氧嘧啶、他巴唑和甲亢平等，一般儿童多用他巴唑。通常情况下，用药1～3个月，病情即可基本得到控制，此时可减量1/3～1/2继续服用。以后逐渐减量到维持量，一般到甲状腺功能正常，直至促甲状腺激素抗体(TRAb)转阴后再停药。一般在应用抗甲状腺激素药物治疗时，可能会引起血白细胞减少，应在治疗过程中注意随时复查白细胞。根据病情需要，可以适当加用心得安或甲状腺素片治疗。在这里要提醒家长注意的是，由于抗甲状腺药物及甲状腺素等药物，对人体的内分泌系统可以产生很大的影响，甚至可能由于用药不当引起危急的情况，所以一定要在确定诊断后，在医生的指导下服药并调整用药剂量，千万不要自己给孩子用药或调整剂量。如药物治疗效果不好，或对药物过敏等情况，可以考虑手术治疗。

大约有一半以上的甲亢患儿通过服药治疗，都可以使病情得到缓解。通常，治疗反应好，需用抗甲状腺药物剂量小，以及甲状腺肿大明显缩小的孩子，预后好，复发少。患儿的病程越长，治疗的效果越差，停药后复发的机会也越大。另外，如果孩子血中的促甲状腺激素抗体转阴，则疾病复发的机会也明显减少。

75. 白血病有哪些表现？怎样治疗？

白血病是造血系统的恶性疾病，也就是我们平常所说的“血癌”。它的特点是体内的白细胞无控制地大量增生，而这些白细胞大部分是不成熟的。这种不正常白细胞的大量增殖，还会影响红细胞的正常生长，因而造成贫血；它也抑制血小板的合成，因而容易引起出血；同时，由于缺乏成熟的白细胞，人体对感染的抵抗力就会不断地下降。所以，白血病最常见的早期症状就是贫血、出血和感染。

临床上，根据血液中恶性细胞的成熟程度和白血病自然病程的长短，将白血病分为急性白血病和慢性白血病；同时，根据增生的恶性细胞的类型，又可将白血病分为粒细胞白血病、淋巴细胞白血病、单核细胞白血病和红白血病等。从疾病的预后来看，一般慢性白血病比急性白血病好一些；在急性白血病中，急性淋巴细胞白血病要比其它类型的白血病好一些。

像其他恶性肿瘤一样，引起白血病的原因目前尚不十分清楚，多数医学专家认为可能与病毒感染、化学物质（苯、亚硝胺或某些药物）及接触放射线有关。另外，医生还发现，白血病有一定的遗传倾向。

发热特点：各型白血病都会有发热，这主要与患白血病时身体的抵抗力减低，容易引起感染有关。感染的类型不同，发热的类型也不一样，可以是长期低热，也可以是高热，或不规则热。

除了发热以外，白血病最常见的症状主要有贫血，常会出现面色苍白、心慌气短和疲乏无力等症状；其次就是出血，常见的有鼻出血、牙龈出血、皮肤紫癜和淤斑等；另外，白血病患儿还常有四肢关节疼痛和淋巴结肿大等症状。

患了白血病，外周血中的白细胞数量常会增加，有时可以达到 100×10^{9}/升以上。但也有些孩子的外周血白细胞会减少，在 5×10^{9}/升以下。另外，在血涂片中还可以看到不成熟的白细胞。尽管外周血检查对白细胞的诊断有一定的意义，但白血病的诊断主要是依靠骨髓的检查。通常情况下，如果怀疑孩子有白血病，骨髓穿刺检查是非常必要的。有时候一次骨髓检查不能确诊的，还需要进行多次、多部位的骨髓穿刺检查，以达到确诊的目的。

孩子被确诊患白血病以后，医生会根据白血病的不同类型来制定相应的治疗方案。白血病的治疗包括口服或静脉注射某些药物来控制白血病的发展，这就是我们常说的“化疗”。整个的治疗通常包括几个阶段，即诱导缓解、巩固治疗和维持治疗。另外，在治疗初期，有时还需要多次输血，以纠正贫血、补充血小板和增加正常的白细胞。如果白细胞降到了很低的水平，他就需要保护性隔离，以防止被感染。这时候，所有探望病人的人都要穿医院里提供的隔离衣，并且戴口罩。

如果对化疗敏感，那么在完成了药物巩固治疗的阶段之后，医生可能会允许孩子带药回家继续进行维持阶段的治疗，但要定期回医院复查并进行加强治疗。治疗白血病的药物都有一定的毒性。所以，在治疗过程中孩子可能会出现一些不良反应，如有恶心、呕吐、掉头发、肝脏损害和骨质疏松等。对此，父母要有充分的思想准备。同时，由于疾病本身的原因，以及使用的抗白血病药物的作用，常会使患儿缺乏免疫力。因此，对白血病患儿一定要加强护理，不要让他与患有其他疾病的人接触，以免发生感染。同时也要注意孩子自身的卫生，加强口腔、鼻腔、肛门、皮肤的清洁护理。注意孩子的饮食卫生。

如果条件允许（包括医院的技术条件和家庭的经济条件），医生可能会建议孩子做骨髓移植或造血干细胞移植，这是目前治疗白血病比较有效的方法。如果移植成功，孩子存活超过 2 年，则有望痊愈。但是，这种治疗所需要的费用非常昂贵，不是一般经济收入的家庭所能够承担的。另外，进行骨髓移植或造血干细胞移植对所移植的骨髓或造血干细胞也有很严格的要求，并不是任何人的骨髓和造血干细胞都能够进行移植的。

白血病的治疗过程是漫长而艰难的，有时还会出现病情反复，因此要求家人一定要树立坚定的信心，配合医生把治疗坚持下去。

76. 淋巴瘤有哪些表现？怎样治疗？

淋巴瘤是一类原发于淋巴结或其他淋巴组织，如扁桃体、胸腺等的恶性肿瘤。在临床上，根据这些肿瘤的主要成分和组织结构，又将它们分为霍奇金病和非霍奇金淋巴瘤两大类。淋巴瘤是儿童时期比较常见的一种肿瘤，占儿童时期所有肿瘤的13%左右。

引起淋巴瘤的原因，到目前尚不十分清楚。和白血病一样，很多医学专家认为病毒感染(如EB病毒感染)、免疫缺陷和药物(如抗肿瘤药、抗癫痫药及免疫抑制剂等)与淋巴瘤的发病有密切关系。另外，许多淋巴瘤患者都有染色体的异常，所以也有专家认为，淋巴瘤的发生有遗传因素的作用。

发热特点：霍奇金病和非霍奇金淋巴瘤在临床过程中，都有发热，一般为低热。但是，有时候也会表现一种特殊的、医生们称为回归热的热型，即患儿高热数天后，就进入了几天或几周的无热期，以后又高热，如此往复。

霍奇金病，又称淋巴网状细胞肉瘤，是一种慢性的、进行性的、无痛的淋巴结组织肿瘤。它的原发瘤一般起源于一个或一组淋巴结，并以颈部的淋巴结多见，以后逐渐蔓延到邻近的淋巴结，最后侵犯肝、脾、骨髓和肺等组织。霍奇金病的发病，一般在5岁以后，并以少年和青年时期为发病的高峰期，男孩多于女孩。在临床上，除了发热以外，常表现为浅表淋巴结的无痛性进行性肿大，主要为颈部淋巴结。随着病情进展，肿大的淋巴结可互相粘连，形成巨大的肿块，并压迫周围的组织出现相应的症状，如咳嗽、无原因腹痛等，但是肿大的淋巴结周围并没有发炎情况，无法用感染来解释淋巴结肿大。以后逐渐转移到其他组织，出现相应症状，如转移到肺部，则出现呼吸加快，甚至呼吸衰竭等；如转移到肝脏，则出现黄疸，肝脏肿大等；如转移到骨髓，则出现中性粒细胞减少、血小板减少和贫血等；转移到消化道，则出现溃疡和出血等。

非霍奇金淋巴瘤，也称淋巴肉瘤或网状细胞肉瘤，是一组具有不同的组织学变化，起病部位各不相同，并且临床表现也不一样的淋巴瘤。它们与霍奇金病在病理变化、临床表现和扩散方式上都不一样，而且在小儿时期非霍奇金淋巴瘤的发病率要高于霍奇金病，也是男孩多见。发病早期，通常表现为颈部、腋窝等部位的淋巴结无痛性肿大，并且在1～2周的时间内迅速增大并粘连成巨大的肿块，同时向其他的淋巴结扩散，引起扁桃体、鼻窦、眼眶、乳房、皮肤，甚至骨骼里边的组织也遭浸润。当纵隔淋巴结肿大时，可以压迫气管和支气管，引起呼吸困难等症状；胸膜淋巴组织浸润可引起胸水；腹腔淋巴组织浸润可引起腹痛、肠梗阻或腹水；中枢神经系统淋巴浸润则可引起颅内压增高、面神经损害等；广泛的骨髓淋巴浸润可引起中性粒细胞减少、血小板减少和贫血。有些患儿还可以并发白血病。

淋巴瘤的诊断通常比较困难，常常当发现症状时，疾病已经发生了转移。因此，凡是孩子有不明原因的发热及淋巴结肿大，并且不能用通常的原因解释时，都应考虑是否患淋巴瘤。但最终的诊断则需要依靠肿大的淋巴结组织的病理检查来确定。但是，由于取材部位的不同，以及取材量多少的不同，病理诊断常常也很困难，有时需要多次反复地进行才能确诊。

淋巴瘤的治疗，主要根据它的病理分型和临床分期的不同，分别进行放射治疗、药物治疗（化疗）和手术治疗等，或几种治疗联合进行，常能获得比较好的疗效。这些治疗方法和用药通常比较复杂，应该由医生根据病情来做出决定，所以这里就不详细介绍了。

一般情况下，如果治疗有效，早期霍奇金病患儿的存活期大都能超过5年，将近50%的患儿存活超过10年。但是晚期霍奇金病患儿的5年存活率只有20%左右。非霍奇金淋巴瘤由于细胞分化比较差，所以预后比较差，如果治疗有效，大约

50%的患儿可以得到比较长期的缓解，但多数孩子有可能在6个月左右复发。如果孩子能存活1年以上不复发，则复发的机会会明显减小。

77. 暑热病有哪些表现？怎样治疗？

暑热病是一种发生在南方热带地区盛夏季节的婴幼儿疾病。临床上表现为长期发热、口渴、多尿、少汗或无汗等症状，一般到秋季天气凉爽后自然痊愈。

暑热病在我国古代被称为多溺暑热症，一般发生在1～2岁的孩子，6个月以下和3岁以上的的孩子少见。暑热病的发病通常集中在每年6～8月份天气最炎热的季节，尤其以夏天天气最炎热的日子里患儿更多。

小孩子为什么会发生暑热病，到目前还没有一个明确的说法。有些医生认为，暑热病的发生，可能与婴幼儿的中枢神经系统发育不完全，汗腺功能发育得不好有关。当环境温度升高时，不能很好地通过出汗散热，因此他们在炎热的天气中体温调节的功能丧失。等孩子长到3岁以后，体温调节功能逐渐成熟，因此也就不会再患病。这个解释也有不能自圆其说的地方，那就是6个月以下的孩子，他们的体温调节功能更差，汗腺的发育也更不成熟，为什么他们不容易发生暑热病呢？因此，关于暑热病的发病原因又有了另一种说法，那就是，暑热病的发生与环境中的高温、高湿和低气压有关。这些因素的存在，造成了体温调节功能障碍（辐射、对流和出汗等方式散热发生障碍），使大量的热贮存在体内不能向外散发，从而出现不同部位的反常体温，如腋下的体温高于口腔体温（正常情况下，口温应高于腋温），或口温超过肛温0.5℃等体温反常现象。

发热特点：大多数患暑热病的孩子都是在天气炎热的季节逐渐出现发热，体温常在 38℃～40℃，通常天气越热，体温越高。发热类型可以是稽留热、弛张热，也可以是不规则热，并且持续不退，有时可以长达 3 个月之久。随着气候的逐渐凉爽，体温自然下降到正常。

除了发热以外，暑热病的另一个明显的症状就是多饮多尿。孩子常表现明显的口渴多饮，每天的喝水量可以达到 3 升以上（相当于 1.25 升的饮料瓶 3 瓶以上）。由于喝水多，尿量也多，每天的排尿次数可以达到 20 次以上，尿比重常在 1.008 以下。孩子常不出汗或很少出汗，并且随着病程的延续，孩子会出现食欲减退、苍白、消瘦无力、烦躁不安等。

暑热病的预防没有什么有效的方法，一般认为在天气炎热的季节，将孩子移居到气候比较凉爽的地区，设法度过炎热的夏天。在治疗中，应该让孩子多喝饮料或水，饮食也应以营养充分和容易消化为主，居室应该阴凉通风，以利于体温散发。当孩子出现高热或伴有神经症状时，可以用温水洗澡，水温可以比体温低 3℃～4℃，每次洗澡 20～30 分钟，每天 2～3 次，以帮助降温。在采取上述措施的同时，还可以用一些清暑益气、养阴清热的中药（如党参、石斛、麦冬、黄连、淡竹叶、荷梗、知母、甘草等）进行治疗。

78. 中暑有哪些表现？怎样防治？

中暑是因为长时间地置身于高温环境中，或受到烈日曝晒而引起的疾病。当气温超过体温，并且空气的湿度很高时，体温调节机制失灵，汗腺分泌汗液功能降低或衰竭，使热量在体内蓄积而引起中暑。中暑时，体温升高，皮肤干热，出现循环衰竭，皮肤变得湿冷，脉搏加速，昏昏欲睡，甚至出现惊厥。

发热特点：中暑时，体温常会明显升高，甚至会达到 40℃以上。

中暑时有先兆症状，常表现为全身疲乏、四肢无力、头昏、胸闷、恶心、口渴、大汗、体温轻度升高。这时候，如果能够采取措施解除引起中暑的原因，孩子就会逐渐恢复正常。如果引起中暑的原因不能解除，则病情继续发展，除了体温不断升高以外，还会出现皮肤潮红、发烫、干燥无汗的表现。病情继续发展，会出现面色苍白、皮肤湿冷、脉搏加速、昏昏欲睡，甚至昏迷、惊厥等。中暑是一种严重的情况，甚至可以危及生命。

当孩子出现中暑先兆时，应立即将他转移到阴凉通风的地方，脱光衣服，让他喝凉的淡盐水或浓茶。同时，测量一下体温，如果发热，要尽量帮他降温：给他扇风（切忌用电扇对着孩子直吹，因为那样会使孩子皮肤的毛孔闭合，使体温更不易散发）；或用冷水用力擦拭全身，使皮肤发红（用冷水降温必须用力摩擦，以使血液循环流畅，否则冷水刺激会使血管收缩而不利散热）；或者把冷湿毛巾或冰袋置于孩子的头部、腋下和腹股沟等大血管区帮助散热（用冰袋时，外面最好包一层毛巾，不要造成冻伤）。在降温的同时，要不断地测量体温，当体温降到 38℃，暂时停止降温，以免发生体温过低或虚脱。如果体温又逐渐回升，则应继续上述降温措施。在降温、大量喝清凉饮料的同时，还可以给孩子服用人丹、十滴水或藿香正气水等药物。

如果体温高达 40℃以上，或经过我们前面所说的那些紧急处理后体温仍不下降，或出现昏迷、惊厥等症状时，应立即送医院急救。医生除了采取各种措施继续降温外，还会通过静脉输液的方法给孩子补充液体和盐分。另外，还要处理各种并发症。

中暑是可以预防的。通常在炎热的季节，孩子在太阳下活动时，应该戴一顶遮阳帽，以防被太阳曝晒。尽量不要让孩子在烈日下活动或玩耍。如果不能避免在烈日下活动，也应该让他每隔一定时间到阴凉的地方休息一会儿。另外，在天气炎热的季节，要让孩子多喝水，或喝解暑的饮料，如绿豆汤等。孩子大量出汗后，不要让他喝白开水，要给他喝加了少许盐的水，以补充因大量出汗而丢失的盐分。

79. 风湿热有哪些表现？怎样防治？

风湿热是儿童时期常见的一种与A组乙型溶血性链球菌（简称链球菌）感染密切相关的、危害学龄儿童生命和健康的重要疾病。

风湿热一般在冬春季节发病，发病的年龄多在5～15岁，没有明显的性别差异，可以一家数人同患此病。特别要提到的是，在有风湿热患者的家庭中，风湿热的发病率较没有风湿热病史的家庭要高。风湿热主要的表现是发热、关节炎和心脏炎。在一部分患儿的身上还可以看到红色的环形皮疹（环形红斑）和关节部位的皮下结节。

在风湿热发病前的1～3周，常有链球菌感染的病史，如咽峡炎、扁桃体炎或猩红热等；同时，大多数风湿热患者的咽拭子培养有A组乙型溶血性链球菌生长，血中抗链球菌的抗体（抗链“O”）明显升高。另外，应用青霉素治疗和预防链球菌感染，可以防止风湿热的首次发病或复发。基于上述事实，医生通常认为，风湿热的发生与链球菌的感染有密切关系。但是，应用大剂量青霉素治疗并不能影响风湿热的病程，况且风湿热常在链球菌感染后1～3周才发病。因此，目前认为风湿热的发病是由于链球菌感染引起的免疫反应。链球菌感染人体后，刺激人体产生特异性抗体，与链球菌产生抗原抗体反应，造成组织破坏。近年来，随着青霉素类抗生素的大量应用，风湿热的发生率已明显下降。

发热特点：风湿热的发热一般都不太高，热型多为不规则热。表现为长期持续性低热，有时可以持续3～4周。少数孩子可以出现短期高热。

除了发热以外，孩子多半无精打采、食欲不振。游走性的关节疼痛，是风湿热的一个特征性症状。通常表现为一会儿这个关节疼痛，一会儿那个关节疼痛，并主要发生在膝、踝、肩、肘和腕等大关节。同时，伴有关节肿胀、疼痛和活动障碍等，但一般不遗留关节畸形。与此同时，在关节的附近可以见到豌豆大小的皮下结节，可以活动，一般没有压痛，经过2～4周常会自然消退。在出现上述症状的同时，孩子的皮肤可以出现各种皮疹，其中有特征性的皮疹是在躯干和四肢屈侧部位可以见到钱币大小的环形或半环形的、边缘略微隆起的暗红色皮疹，医生称为环形红斑。环形红斑多在风湿热复发时出现，并常伴有心脏炎。有时候，孩子表现性情冲动、喜怒无常，局部或全身肌肉不自主地运动，并多见于面部和四肢，像表演舞蹈一样，严重时连说话、吃饭都受影响，医生称为舞蹈病，一般女孩多见。

风湿热是一种严重的疾病，因为它能引起风湿性心脏炎，如心包炎、心肌炎和心内膜炎。反复发作则会导致心脏瓣膜的器质性损害，如二尖瓣狭窄、二尖瓣关闭不全、主动脉瓣关闭不全等疾病，甚至导致死亡。

患风湿热时，常会出现轻度贫血；外周血白细胞会增加，并且中性杆状核粒细胞比例也常增加；血沉加快；C反应蛋白呈阳性反应。如果做咽拭子培养有时会培养出A组乙型溶血性链球菌，但是在应用抗生素治疗后，咽拭子培养常会阴性。孩子的血清抗链球菌溶血素O（抗链“O”）的滴度常增加，如果滴度达到1∶400以上，则为阳性反应。其他还有血清抗链球菌激酶滴度超过1∶40以上，或血清抗透明质酸酶超过1∶2048以上。上述这些抗体通常在孩子患链球菌感染1周后升高，并可持续存在数月之久。如果孩子并发了心肌炎，血清心肌酶会升高。

如果患了风湿热，应该住院治疗。通常在开始的2周里，医生会每天给孩子注射青霉素，以控制链球菌感染并清除体内残存的感染灶。对青霉素过敏的孩子，医生会改用红霉素。对那些只有发热和关节症状的孩子，医生会给予抗风湿药物，如阿司匹林、布洛芬或芬必得等，以控制症状。对心脏炎患者或用阿司匹林等药物治疗无效的孩子，医生会加用肾上腺糖皮质激素，如强的松或地塞米松等。上述这些治疗的总疗程均不应少于12周。对患有心脏炎并发心力衰竭的孩子，常需要强心药治疗。对患有严重心脏瓣膜损害的孩子，医生会建议进行手术治疗。对那些患舞蹈病的患儿，可以试用地西泮（安定）、苯巴比妥或氟哌啶醇、盐酸苯海索（安坦）等药物治疗。

孩子康复出院之后，医生会建议他每月注射1次长效苄星青霉素G（长效西林），以预防风湿热复发。也可以口服青霉素V（苯氧甲基青霉素）每日2次。对青霉素过敏的可以口服磺胺嘧啶或红霉素预防。这种预防性注射或服药一般应持续5年以上，最好能延长到成人期。风湿热极易复发，并且反复发作是造成心脏永久性损害的重要因素，而坚持预防性用药则是防止风湿热复发的关键。因此，家长应遵照医生的指导，坚持定期使用药物进行预防。如果孩子在恢复期或非活动期感染了扁桃体炎等疾病，应及时到医院治疗。在就诊时向医生说明孩子曾经患过风湿热，以提醒医生注意选择抗生素和延长抗生素治疗的时间。

对于儿童风湿热最重要的工作是预防。通常在呼吸道疾病流行的季节，应尽量少带孩子去公共场所，以预防感染。孩子的居室要经常通风，保持空气新鲜。平时要让孩子多参加体育锻炼，以增强体质。

孩子患了扁桃体炎、咽炎或猩红热等疾病时，要及时到医院彻底治疗。对怀疑为乙型溶血性链球菌感染的孩子，应肌内注射青霉素 10 天，青霉素过敏者可口服红霉素 10 天以预防风湿热的发生。另外，经常患扁桃体炎的孩子，患风湿热的几率比较高，因此如果孩子每个月都要患 1～2 次扁桃体炎，并且每次的病情都比较重的话，家长应与医生商量有无必要手术切除扁桃体。

80. 幼年型类风湿关节炎有哪些表现？怎样治疗？

幼年型类风湿关节炎是小儿时期一种比较常见的结缔组织病。它的主要临床表现特点是慢性关节炎，同时伴有全身多系统损害。通常，年龄比较小的孩子往往以全身症状为主，而年龄比较大的孩子，则常常以关节的病变为主。幼年型类风湿关节炎的临床表现差别很大，因此命名也很多，比如 19 世纪曾被称为 Still 病，后来又被称为幼年类风湿病反复高热型综合征、幼年慢性关节炎、幼年型关节炎和幼年类风湿病等。

引起幼年型类风湿关节炎的原因到目前为止尚不十分清楚。多数医生认为，它可能由细菌、病毒或支原体等病原微生物感染人体后持续刺激人体产生某种特殊的免疫球蛋白，并在体内形成免疫复合物，同时激活补体系统和白细胞系统引起组织的炎性损伤。因此，提示它是一种免疫复合物病。也有的医生认为它可能属于第Ⅲ型变态反应性疾病。近年来又有医生认为它的发病可能与染色体基因遗传有关。

发热特点：幼年型类风湿关节炎的临床类型有好几种，发热的特点也不尽相同。通常，全身型者一般发热比较高，呈弛张热型，体温每天都波动在36℃～41℃，在高热的初起阶段常有寒战，并且高热可以持续几周或几个月，然后自然缓解，但几周或几个月后又可复发，如此反复发作。关节炎型者的发热一般以低热为主。

本病一般分为以下三种类型：第一种类型，我们称为全身型，也就是过去医生所说的变应性亚败血症。之所以称全身型，是因为它是以全身表现为主。通常起病都比较急，除了高热以外，还会出现圆形充血性斑丘疹，皮疹常在高热时出现，并且常随体温的升降而时隐时现，成为本病的又一特征。患儿还常有肝、脾肿大和全身的淋巴结肿大，肝功能也有轻度异常。除此之外，尚有将近一半的孩子还会出现胸膜炎和心包炎，并可以累及心肌，但很少发生心内膜炎。全身型的患儿常在发病几个月，有时甚至可以是几年后才出现关节炎。关节炎一般是多发的，大小关节都可以累及（不像风湿热时只累及大关节），最终会有大约25%的孩子会遗留严重的关节炎。第二种类型，我们称它为多关节炎型。这一型多发生在女孩子，特点为慢性对称性多发性关节炎，受到累及的关节可多达5个以上，尤其以手指和脚趾等小关节多见。一般表现为关节僵硬、肿痛和局部发热，但很少发红，通常从大关节开始，逐渐累及小关节。关节炎反复发作，持续数年，最终关节附近肌肉萎缩，并遗留梭状指畸形。第三种类型，我们称为少关节炎型。一般受累关节不超过4个，并以大关节为主。这一型又分为两型：Ⅰ型，以4岁以下的女孩多见，并以膝、踝、肘等关节为好发部位。如果发病6个月内受累关节不超过4个，通常不会发展为多关节炎型病变，关节炎可以反复发作，但一般不遗留严重关节畸形。大约有一半的Ⅰ型患儿还伴有虹膜睫状体炎，慢性者还可能导致孩子失明。Ⅱ型，多见于8岁以上的男孩，患儿通常有家族史。临床表现一般以下肢大关节常见，如髋关节和骶髂关节炎，经过几年后，患儿常会出现强直性的脊椎炎，少数孩子可以发生虹膜睫状体炎，但一般不造成视力障碍。

幼年型类风湿关节炎在诊断上常缺乏特异性的方法，通常在疾病活动期，孩子多有贫血，外周血白细胞常增多，血沉也常增快，在严重的全身型患儿，血小板升高有时可达1 000 $\times 10^9$/升(100万/mm^3)以上。患儿血浆中的白蛋白减低，α_2球蛋白和γ球蛋白增高；C反应蛋白呈阳性反应；在关节型患儿中类风湿因子常为阳性；另有将近一半的患儿血中抗核抗体可以呈阳性反应；血清免疫球蛋白常增高，补体可增高或正常。

幼年型类风湿关节炎的治疗主要是以减轻症状、保持关节功能和防止关节畸形为目的。急性期，应该卧床休息，并给予适当的营养，同时配合热敷、理疗和红外线照射等方法治疗。急性期后，可以让孩子进行轻度的体育活动，如关节活动、肌肉屈伸、骑车等，以保持关节功能，增加肌肉力量，防止关节畸形或肌肉萎缩。

除了功能锻炼外，主要的治疗就是药物，通常首选阿司匹林，也可选用消炎痛、萘普生、布洛芬或扶他林等。通常在症状控制后，还应维持治疗至少半年。如果经上述药物治疗不能有效控制病情，则可以用硫代苹果酸钠金、金诺芬或青霉胺等治疗。对那些严重的全身型并发心脏损害或少关节炎型并发虹膜睫状体炎的患儿，可以应用肾上腺糖皮质激素，如强的松等治疗，并且在治疗的同时加用阿司匹林。对病情严重或持续进展的患儿，还可以试用免疫抑制剂治疗。近年来有些医生试用静脉注射丙种球蛋白来治疗幼年型类风湿关节炎，获得了比较好的早期效果。但是这种治疗方法的远期效果目前还不满意。所以，这种治疗方法的具体效果尚需进一步研究。

幼年型类风湿关节炎的病程可以持续很多年，常表现为急性发作和缓解交替出现，大多数孩子到成年后都可自行缓解。但也有少数患儿长期不愈，最终形成严重的关节畸形，导致活动障碍，影响正常生活。在4岁以前发病的少关节炎型女孩，还会发生慢性虹膜睫状体炎，导致失明。而年龄比较大的男孩则有可能发生强直性脊椎炎。

81. 系统性红斑狼疮有哪些表现？怎样治疗？

系统性红斑狼疮是一种全身结缔组织的炎症性疾病，并影响到体内多个器官，如皮肤、浆膜、关节、肾脏和中枢神经系统等。系统性红斑狼疮是一种自身免疫性疾病，患儿的体内存在有许多种自身抗体，这些抗体严重影响了身体的免疫功能。过去，由于检验技术不成熟，所以系统性红斑狼疮的检出率并不很高。近年来随着检验技术水平的不断提高和成熟，检出的系统性红斑狼疮患儿数量比过去有了明显提高。现在，系统性红斑狼疮已成为发病率仅次于幼年型类风湿关节炎的儿童全身性结缔组织疾病。系统性红斑狼疮以女孩子多见，男孩和女孩的发病率之比约为1∶4。

大部分结缔组织疾病都有一个共同的特点，就是病因不十分清楚，系统性红斑狼疮也不例外。医学专家经过多年的临床观察和研究，认为以下因素可能与系统性红斑狼疮的发病有关系：①感染因素，在患儿的血清中可以检测到某些病毒的抗体。②遗传因素，系统性红斑狼疮患儿的家族中常有其他结缔组织疾病的患者，亲属中抗核抗体的阳性率也比较高。③自身免疫因素，在系统性红斑狼疮患儿的体内可以检测出多种自身免疫抗体，并且在血管壁等部位能见到免疫球蛋白或抗原抗体复合物的沉积，所以认为本病有自身免疫的因素作用。④内分泌功能、药物，甚至阳光照射都可能对系统性红斑狼疮的发病产生影响。所以，它们都可能与本病的发病有一定关系。

发热特点：系统性红斑狼疮的发热，大多数是不规则型，并以高热为主，体温常在39℃～40℃，甚至可以更高。也有少数患儿可以是低热。发热可以表现为多样性，既可以是持续性高热，也可以是持续性低热，还可以是高热和低热交替出现。通常，抗生素对这种发热不能产生退热作用。在发热同时，还会伴有食欲不振、疲乏无力和体重减轻等表现。

伴随着发热的出现，逐渐出现其他症状，比较常见的有：①皮疹。大约有50%的患儿面部会出现典型的蝶形红斑，红斑常位于鼻梁和两侧的面颊部，呈边缘清晰的鲜红色；另外在四肢等部位还可以看到斑疹、斑丘疹、疱疹或糜烂等皮肤变化。②大多数有关节症状，如关节痛或关节炎，表现既可以像风湿性关节炎，又可像类风湿性关节炎。③狼疮性肾炎是系统性红斑狼疮最常见和多发的并发症，孩子可以出现血尿、蛋白尿，甚至肾功能衰竭。④大部分孩子还可以出现心包炎、心肌炎、心内膜炎，甚至心力衰竭等情况，有时还可以发生心肌梗死。⑤几乎所有的患儿都有全血细胞减少，大多数患儿还有贫血，而且血小板减少常为本病的早期表现。除了这些外，还可以出现肺部纤维化、肺水肿等，以及恶心、呕吐、腹痛等症状。另有将近一半的患儿会出现精神异常和淋巴结肿大等。

患系统性红斑狼疮的孩子，外周血细胞全都减少。如果有溶血，网织红细胞可增高。尿常规检查常可见蛋白尿和血尿。血沉增快、C反应蛋白阳性、血清 α_2 球蛋白和 γ 球蛋白增高。将近2/3的患儿可以在血中查到狼疮细胞，在患儿的血中还可以检测到多种自身抗体，如抗核抗体，如果滴度超过1：64即有诊断价值；如果抗双链脱氧核糖核酸(dsDNA)抗体阳性，对系统性红斑狼疮则有比较特异性的诊断意义。对那些心脏、肺部和中枢神经系统有异常表现的患儿还可以拍X线胸片、心电图、脑电图、头部X线计算机断层扫描(CT)和磁共振检查。

患系统性红斑狼疮的孩子，要注意休息，饮食要富含营养。不要到人多的地方，以避免被感染，如果出现感染应及时予以控制。同时不要进行预防接种，也尽量不要做外科手术。除非有严重的贫血，一般不需要输血治疗。由于非类固醇抗炎药(阿司匹林、布洛芬等)常会诱发狼疮，或使狼疮的病情加重，所以，狼疮的药物治疗主要是服用肾上腺糖皮质激素。通常在治疗的初期剂量比较大，以后随着病情缓解，逐渐减量，最后以合适的小剂量维持，总疗程大约需要2年，或更长一些时间。如果孩子对肾上腺糖皮质激素不敏感，或合并有中枢神经系统损害或合并肾炎时，可以在肾上腺糖皮质激素治疗的基础上联合应用免疫抑制剂，常用的有环磷酰胺、硫唑嘌呤等，也可以配合中药治疗。

儿童时期的系统性红斑狼疮发病急，病情重，病情进展也比较快，受疾病影响的器官也多，所以预后比成人的系统性红斑狼疮要差。男孩患者的预后要比女孩差一些。系统性红斑狼疮的患儿最终主要死于肾功能衰竭、脑出血或继发感染。

82. 皮肤粘膜淋巴结综合征（川崎病）的临床特点是什么？怎样治疗？

1967 年，日本的川崎富作医生在世界上首次报道了一种以全身血管炎为主要病变的急性发热性出疹性小儿疾病，因此医学界就将其命名为“川崎病”。由于它有发热、皮肤粘膜的损害和淋巴结肿大等临床表现，因此又将它称为皮肤粘膜淋巴结综合征。

引起皮肤粘膜淋巴结综合征的原因，目前尚不十分清楚，一般推测与感染有关。近年来的研究发现，皮肤粘膜淋巴结综合征患者的体内存在着免疫失调现象。因此，有医生认为本病是某些易感人群对多种病原体感染产生的一种免疫介导的全身性血管炎性疾病。

皮肤粘膜淋巴结综合征多见于儿童时期，且绝大多数在 5 岁以内发病，常见于 6～18 个月的婴儿，男孩比女孩多见。本病的发病没有明显的季节性，一般夏季略多。除了发热、皮肤粘膜的损害及淋巴结肿大外，最严重的病变是心脏的损害。患儿可以发生心包炎、心肌炎和心内膜炎而导致心力衰竭。大约 1/3 的患儿在亚急性期和恢复期会发生冠状动脉瘤，并可因此发生心肌梗死或动脉瘤破裂而死亡。

发热特点：急起发热，体温常在 39℃以上，并可持续 1～2 周，有时甚至可达 1 个月之久。应用抗生素不能退热。

发热同时，双眼结膜充血，嘴唇干裂、出血，舌充血，舌乳头突起呈草莓样。在发热后几天，全身会出现红色的斑丘疹或多形性红色斑疹，皮疹通常持续 1 周左右会逐渐消退。孩子的手脚肿胀，手指、脚趾呈梭形，按之呈蜡样（医生称硬性水肿）。另外，在发病后孩子的手掌和脚底皮肤潮红，大约 10 天以后，指甲和趾甲与皮肤的交界处会出现大片的手套、袜套样脱皮。这种现象成为本病的一个特征性表现。有些孩子还会出现颈部淋巴结肿大。当心脏损害时，孩子会有心慌、胸闷和气短等症状。另外，还有少数患儿有腹痛、恶心、呕吐、腹泻和皮肤黄疸等表现。

患皮肤粘膜淋巴结综合征的孩子常有白细胞总数升高，多数孩子还有轻度贫血；血沉也会增快；血清 α_2 球蛋白升高；C 反应蛋白增高；血清补体可正常或增高。血小板明显升高也是本病的一个特征性表现。当有心脏损害的时候，孩子的心电图、血清心肌酶和超声心动图（有动脉瘤时）可以见到异常。

当怀疑孩子患了皮肤粘膜淋巴结综合征的时候，医生会要求家长让孩子住院接受治疗。在进行有关的检查之后，如果能够确诊，可静脉输注丙种球蛋白并口服阿司匹林，以预防冠状动脉瘤的发生。如果高热持续或并发严重心肌炎，医生会在上述治疗的同时加用肾上腺糖皮质激素。肾上腺糖皮质激素有促进血栓形成的作用，所以不能单独使用。在疾病进入恢复期以后，医生会给孩子小剂量的阿司匹林口服，以预防血栓形成，直到血沉和血小板完全正常为止。并定期复查超声心动图，观察冠状动脉的情况。

如果孩子患了皮肤粘膜淋巴结综合征，应该卧床休息，多饮水，吃容易消化的食物。按时服药，并根据医生的要求定期去医院复查，一般随访时间不能少于半年，如能坚持随访 1 年更安全。如果并发冠状动脉瘤，则超声心动图应每 0.5～1 个月复查 1 次。

皮肤粘膜淋巴结综合征尽管病程比较长，症状也比较严重，但总的说来，大部分孩子经过 6～8 周都能自然康复。如果发生了冠状动脉炎或冠状动脉瘤，则有可能发展成为缺血性心脏病、心力衰竭、心肌梗死或动脉瘤破裂而导致死亡，甚至出现猝死（突然死亡）。对此，家长应有充分的思想准备。

83. 获得性免疫缺陷综合征（艾滋病）有哪些表现？怎样防治？

1981年，美国首次报道了5名男性同性恋者患了一种比较罕见的疾病——卡氏肺囊虫肺炎，而以往这种疾病仅在有免疫抑制的病人中被发现过。在以后的时间里又陆续发现了一些类似的患者，他们都有一种原因不明、性质却相似的免疫功能低下的病史。这种情况提示我们，有一种新的传染性疾病已经开始出现并在人群中流行。到1982年，医学界将这种疾病命名为获得性免疫缺陷综合征，其英文的缩写为AIDS，中文按音译称为艾滋病。尽管当时医学家已经命名了艾滋病，但是并未找到引起艾滋病的病原体。直到1983年，才由一位法国科学家从患淋巴腺综合征的男性同性恋者的淋巴结中分离出全世界第一株艾滋病病毒，而当时和以后的很多年中对这种病毒有很多的名称，直到1996年才被国际微生物学会和病毒分类学会统一命名为人类免疫缺陷病毒，其英文缩写为HIV，中文亦称为艾滋病病毒。艾滋病病毒有两个血清型，即艾滋病病毒-1（HIV-1）和艾滋病病毒-2（HIV-2）。我们通常所说的艾滋病病毒一般是指艾滋病病毒-1而言，它的致病性比较强，可以造成世界性流行；艾滋病病毒-2的致病性较艾滋病病毒-1要相对弱一些，但它也能引起和艾滋病病毒-1一样的疾病，该病在西非地区流行，我国也颇多发现。

艾滋病病毒是一种慢性病毒，它的体内具有逆转录酶，可以将病毒自身的核糖核酸（RNA）转变为脱氧核糖核酸（DNA）。艾滋病病毒主要粘附在T淋巴细胞上，并进入细胞内进行复制，以后插入宿主细胞的基因组，并与其一起进行复制，这就造成了艾滋病病毒感染，即慢性潜伏，难以清除。艾滋病病毒感染人体后的特征为：导致了免疫系统中辅助性 T_4 淋巴细胞进行性的枯竭，人体的免疫细胞除了被病毒杀死外，还被病毒蛋白引起的自身免疫反应所破坏。当艾滋病病毒感染人体时，身体会产生微弱的中和抗体，但是它并不能限制病毒的发展，因此这种抗体是一种非保护性抗体。医学专家对艾滋病病毒的特点进行了如下总结：①专门侵蚀辅助性 T_4 淋巴细胞。②与宿主的细胞整合在一起，以至终生难以清除。③基因的多变使致病的能力增强。④广泛存在于患者的血液、精液和阴道分泌物中。⑤对自然环境的抵抗力不如乙肝病毒。⑥感染艾滋病病毒患者的潜伏期长，且病死率高。⑦基因组非常复杂。

艾滋病病毒的感染通常需要经过实验室的检查才能确定，常用的方法有：艾滋病病毒抗体检测、艾滋病病毒 P 24核心抗原检测、病毒分离等，其中使用最广泛的方法是艾滋病病毒抗体的检测。艾滋病病毒在感染人体后会产生抗体，但是这种抗体不能中和艾滋病病毒。因此，如果我们在血液或其他体液中检测到艾滋病病毒抗体时，通常认为病人的体内也存在艾滋病病毒。在临床上，用艾滋病病毒特异性抗体的检测，作为艾滋病病毒感染的证据。艾滋病病毒抗体的检测分为两部分，一部分是初筛试验，另一部分是确证试验。凡是初筛试验阳性的人，必须经过确证试验证实后才能最后确定为是否被艾滋病病毒所感染。被艾滋病病毒感染会带来巨大的医学、心理和社会的后果，所以对艾滋病病毒抗体的检测必须绝对准确。尽管艾滋病病毒抗体检测已成为检测艾滋病病毒感染的主要手段，但它本身也具有一定的局限性。通常病毒进入人体后需要 2 周～3 个月的时间才能产生足够被检测到的抗体。因此，从人体感染艾滋病病毒到从血液中能够检测出艾滋病病毒抗体之间有一段时间的“窗口期”，这段时间一般从 2 周～3 个月，少数人还可达到 6 个月之久。如果我们在窗口期进行艾滋病病毒抗体的检测，其结果可能为阴性，但实际上病人的血液中已经有艾滋病病毒存在，并可以传播给他人。

艾滋病如果要传播必须同时具备三个条件：①必须有大量的病毒从感染者体内排出。②排出的病毒必须经过一定的方式传递给他人。③要有足够量的病毒能够通过接触者破损的皮肤、粘膜进入接触者的体内。这三者必须同时存在，艾滋病才能传播，缺一不可。常见的艾滋病的传播途径有：性接触传播、血液传播和母婴传播。试验证明，艾滋病病毒感染者的血液、精液、阴道分泌物和乳汁等都带有艾滋病病毒，因此艾滋病病毒是经性接触、输血和母乳喂养等途径传播的。在眼泪、唾液和汗液中偶尔也会有艾滋病病毒存在，但通常数量很少，不足以导致艾滋病病毒的传播。通常情况下，艾滋病病毒感染的危险性与艾滋病病毒感染的时期有关，一般艾滋病病毒的血清转化期和感染的晚期危险性最高，因为此时病毒抗体的滴度最高。尽管艾滋病病毒可以通过很多途径进行传播，但也不必对此过分担忧。一般情况下社交场合的握手、公用卫生间、一起吃饭、打喷嚏、拥抱，以及礼节性的接吻都不会引起艾滋病病毒的传播；蚊虫的叮咬一般也不传播艾滋病病毒。艾滋病病毒对自然界中的各种物理和化学因素的抵抗力都比较弱，离开人体后很快死亡；对热敏感，一般 60℃3 个小时，80℃30 分钟即可完全杀灭艾滋病病毒；在酸性环境中也很容易被杀灭；70％的酒精只需 1 分钟即可灭活艾滋病病毒；但是对碱性环境不敏感，对紫外线也不敏感。通常情况下，对被艾滋病病毒污染的废弃物应焚烧销毁；需要重复使用的可以采用煮沸的方法进行消毒；不能煮沸的物品，可以用 2%戊二醛或70%酒精浸泡 10 分钟后再洗净；也可以用漂白粉、过氧乙酸或酒精等擦拭污染的物体表面以达到消毒的目的。一般情况下，凡是能够杀灭乙型肝炎病毒的消毒剂对艾滋病病毒都有效。

自从 1981 年世界上首次发现艾滋病以来，艾滋病就以非常迅猛的速度蔓延到世界各地，没有一个国家的人群可以幸免，到目前已有超过 5 000 万人感染了艾滋病病毒或患了艾滋病。这其中有超过 2 000 万为妇女，超过 500 万为 15 岁以下的儿童。到目前为止，全世界因艾滋病病毒感染或艾滋病而死亡的人数超过了 2 000 万，仅在非洲就有超过 1 000 万的儿童因父母死于艾滋病而沦为孤儿。迄今，艾滋病已经吞噬了超过300 万儿童的生命，而且还有 100 万以上的儿童携带着艾滋病病毒，而这些被艾滋病病毒感染的孩子大都是在母亲分娩前后通过母婴传播而被感染的。

艾滋病病毒感染者和艾滋病患者主要表现为免疫功能的降低，从而继发严重的感染，病情表现多种多样，限于篇幅我们就不一一详述了，在这里主要介绍小儿艾滋病的表现。小儿艾滋病的表现有其特殊的地方，比较常见的表现有：①生长发育异常，如体重不增、营养不良、畸形等。②70%以上患儿出现淋巴结综合征，表现为全身淋巴结肿大、肝脾肿大及腮腺肿大等。③卡氏肺囊虫常为小儿艾滋病的主要死亡原因。④反复发作的细菌感染，如肺炎、败血症、化脓性中耳炎、蜂窝织炎和脑膜炎等。⑤反复发作的慢性腹泻。⑥血小板减少常为小儿艾滋病的首发症状，也是其血液方面主要的并发症。⑦皮肤、粘膜的细菌、真菌和病毒感染，如念珠菌性口腔炎、单纯疱疹和脓毒败血症等。⑧恶性肿瘤，如淋巴瘤等，但成人患者常发生的卡波济肉瘤在小儿艾滋病中很少见。⑨肝炎综合征或心肌病综合征等。

由于小儿艾滋病表现的多样性，以及临床诊断的困难性，世界卫生组织（WHO）特地为小儿艾滋病制定了一个临床诊断标准。其主要症状和体征为：①体重减轻或生长异常缓慢。②慢性腹泻持续1个月以上。③长期发热1个月以上。

次要症状和体征为：①全身淋巴结肿大。②口腔和咽部的念珠菌感染。③常见的反复发作的耳部或咽部感染。④持续性咳嗽。⑤全身性皮炎。⑥母亲被证实有艾滋病病毒感染。如果孩子具有至少2条主要症状、体征和2条次要症状、体征，并且能够排除由其他免疫缺陷原因引起的，即可考虑诊断为艾滋病病毒感染。除了这个诊断标准外，美国疾病控制中心和世界卫生组织还制定了一个更为详细的诊断标准，由于篇幅的关系在这里就不详细介绍了。

小儿艾滋病时常用的实验室诊断有：①CD4细胞计数和百分比测定。②抗艾滋病病毒抗体测定，与成人不同的是，出生于艾滋病病毒抗体阳性母亲的新生儿都会携带母亲的抗体，因此，孩子在18个月以前艾滋病病毒抗体阳性通常仅意味可能只是携带母亲的抗体，或曾经受到过艾滋病病毒的感染。只有到18个月后，携带的来自母亲的抗体消失后，如果孩子的艾滋病病毒抗体仍持续阳性才能说明孩子受到了艾滋病病毒的感染。③在病毒学诊断中，病毒的分离培养与聚合酶链反应比较适合出生1个月后的小婴儿，其中前者在3个月内的婴儿敏感度常超过90%，6个月的婴儿敏感度可近100%。

小儿艾滋病的治疗，一般包括抗逆转录病毒治疗、支持治疗、恢复免疫功能及控制感染的治疗和加强营养等。通常，在艾滋病的早期，可以通过给孩子静脉输注免疫球蛋白来控制感染和阻止免疫功能的恶化；同时应用多种药物联合进行抗逆转录病毒的治疗，也就是常说的所谓“鸡尾酒”疗法。由于需要医生的指导才能进行，所以具体的方法这里就不介绍了。

预防小儿艾滋病主要应从以下几个方面进行：首先，多数小儿艾滋病都是由母亲在宫腔内传播的，因此对怀孕的妇女，如果有艾滋病病毒感染时，应劝导其慎重考虑生育问题。如果一定要生育，则尽量采取剖宫产术以减少母体血和产道分泌物与胎儿的接触；孩子出生后，应尽可能将母亲的血、羊水和分泌物从孩子的皮肤、口腔、鼻腔、耳内、眼内、气管内和胃内清除干净。孩子出生后尽量不要母乳喂养，因为母乳可以传播艾滋病病毒。

三、发热的一般处理

84. 如何判断引起发热的原因?

发热是儿童时期最常见的一种临床症状。可以引起发热的原因很多,因此必须认真细致地对孩子进行全面检查,并对检查结果进行认真分析,才有可能找到引起发热的真正原因。

通常情况下,我们把引起发热的原因分为感染性疾病和非感染性疾病两类。

(1)感染性疾病:常见的有细菌感染(扁桃体炎、细菌性肺炎、败血症、结核病等)、病毒感染(麻疹、风疹、水痘、流行性腮腺炎、流感、皮肤粘膜淋巴结综合征等)、真菌感染(念珠菌病、隐球菌病、曲霉菌病等)、寄生虫感染(疟疾、弓形虫病、阿米巴病等)、螺旋体感染(钩端螺旋体病、梅毒、回归热等)、立克次体感染(斑疹伤寒、恙虫病等)、支原体感染(支原体肺炎等)和衣原体感染等多种疾病。

(2)非感染性疾病:常见的有结缔组织病,如风湿热、幼年型类风湿关节炎和系统性红斑狼疮等;血液病,如获得性溶血性贫血等;肿瘤,如白血病、淋巴瘤等。

通常,小儿发热时常会伴随某些症状,对我们判断引起发热的原因会有所帮助。比如:①发热并伴有呼吸道症状(咳嗽、鼻塞、流鼻涕、嗓子痛等),如果发病急,在鼻塞、轻咳的同时仅有咽部充血或扁桃体肿大,而没有其他的阳性体征,一般情况也良好,则多为上呼吸道感染(感冒);如果咳嗽比较重,并伴有呼吸急促、喘憋的情况，则有可能是患了肺炎；如果孩子持续高热，同时伴有咳嗽、呼吸急促、喘憋等症状时，多为病毒性肺炎或大叶性肺炎的表现；长期低热，并伴有盗汗、面色潮红和消瘦时，应注意他是否患了结核病。②发热伴有消化道症状（恶心、呕吐、食欲差、腹痛、腹泻等），如果发病比较急，呕吐并有上腹部疼痛不适，而腹部没有明显压疼，则多为急性胃炎；如果下腹部疼痛，并有腹泻，大便有脓血或粘液时，多为肠炎或细菌性痢疾；婴幼儿腹泻（秋季腹泻）时，大便呈稀水样，有时像蛋花汤样，则多为病毒性肠炎；上腹部剧痛，并伴有呕吐，在剑突下或右上腹部有压痛或反跳痛，多为胆囊炎或胰腺炎；脐周或右下腹疼痛，并伴有局限的压痛或反跳痛，则应注意是否患了急性阑尾炎；皮肤、巩膜发黄，尿色深黄，右上腹触痛，肝脏肿大时应想到肝炎。③发热同时伴有神经系统症状，如头疼、呕吐、惊厥、嗜睡或昏迷等，应考虑是否患了脑膜炎、脑炎或脑病。④发热同时伴有泌尿系统感染症状，如尿频、尿急和尿痛等，如果还有腰部叩击痛等表现，则可能为泌尿系感染或肾盂肾炎。⑤如果发热的同时伴有皮疹，并且起病比较急，则多为发疹性传染病，一般发热 1 天出疹多为水痘或风疹；发热 2 天出疹多为猩红热；发热 3 天出疹多为麻疹；发热 3～5 天，热退疹出则多为幼儿急疹。⑥如果为长期不规则的发热，并出现皮疹或关节肿痛等现象，应注意风湿热、幼年型类风湿关节炎或系统性红斑狼疮等结缔组织病；如果在发热的同时伴有乏力，贫血，皮下、牙龈及鼻出血时，应考虑白血病或再生障碍性贫血等疾病。

85. 如何观察发热类型与疾病的关系？

很多疾病，都会表现出具有某些特点的发热形式，也就是我们在本书的第一部分中所说的热型。这些热型对小儿时期的某些疾病的诊断和鉴别诊断通常有很大的帮助。在医学上，常见的热型有稽留热、弛张热、间歇热和双峰热等。在一定范围内，热型对疾病的诊断具有重要的参考价值。

小儿呼吸道感染、急性传染病等常发病较急，病程较短，常表现为急发高热，一般经过3～5天体温就会逐渐减退。结核病、伤寒、血液病、风湿热、暑热病、细菌性心内膜炎等起病稍缓，病程较长，发热时间也常会超过2周。

败血症、急性粟粒性肺结核、深部脓肿等常表现为弛张热型；伤寒、副伤寒、斑疹伤寒等常表现为稽留热型；而疟疾则多为间歇热型；白血病、结缔组织病和恶性肿瘤等，发热的类型常不规律，体温可高可低，时间可长可短。

热型对尚未应用抗生素、肾上腺糖皮质激素等特殊药物治疗的患儿发热疾病的诊断非常重要，但是对小婴儿和新生儿的疾病诊断价值较小。

86. 小儿发热时应如何处理？

我们知道，各种疾病引起的体温升高就是发热，它是抵抗致病因子，特别是感染性致病因子的一种自然防御反应之一。一定程度的发热，可以唤起人体的各种防卫反应，使体内的抗体增加，吞噬细胞的活性增强，增强抗病能力。有些情况下还有助于对疾病的诊断及预后的判断。尽管如此，我们还是不能让体温过度升高。因为，如果体温过高，发热时间过长，他就会感到不舒服、烦躁，甚至出现惊厥（一般是5岁以下小儿）等情况。因此，对发热的孩子来说，降温是非常必要的，应视情况给予退热治疗。在临床上，常用的降温方法有两类，即物理降温和药物降温（化学降温）。

（1）物理降温：就是通过物理的方法来降低体温，常用的方法有：①在患儿的头部用冷湿毛巾做冷敷，或让患儿头枕冰水袋以降低头部的温度。②给孩子用35℃左右的温水擦浴，以降低身体的温度。③用35％的酒精或低度白酒擦浴，以达到降低体温的目的。④将孩子置于21℃～22℃的室温环境中，并尽量少穿衣服，使孩子通过皮肤散热。以上这些方法都可以达到暂时降低体温的目的。

（2）药物降温：药物降温的原理就是利用化学的方法使体温降低。常用的药物有：口服复方阿司匹林（APC）或小儿复方苯巴比妥（LAPC）、扑热息痛、百服宁、泰诺林、美林等；或肌内注射安痛定；或通过肛门用药的退热栓等药物。一些有清热解毒作用的中成药亦有一定的退热作用，如紫血散、羚羊散、小儿金丹、小儿解热丸、健儿清解液等。

除了上述的物理或化学降温措施以外，还要注意让孩子充分休息，多喝开水，吃容易消化的食物，以及加强生活护理等。

87. 小儿发热时如何使用药物降温？

目前最常用的最有效的口服退热药是复方阿司匹林（APC），在小儿则为小儿复方苯巴比妥（小儿APC、阿鲁片）。复方阿司匹林在退热的同时还有止痛的作用，可以解除发热患儿的头痛症状；小儿复方苯巴比妥既有退热的效果，又有镇静作用，对婴幼儿有一定的预防高热惊厥的作用。小儿复方苯巴比妥常用剂量为：6个月的婴儿每次口服1/2片；1岁时每次口服1片；2岁时每次口服1.5片；3～5岁时每次口服2片。当孩子的年龄超过4岁时，可以改为口服复方阿司匹林退热，一般每次5毫克～10毫克/千克体重。如果孩子的体温在

38℃以上，可以每隔 4 小时服用 1 次；如体温低于 38℃，则间隔时间延长。阿司匹林类（严格地说应该称为水杨酸类退热药）有刺激胃而引起呕吐的不良反应，有些孩子服药后会感到胃部不舒服。另外，患有流行性感冒和水痘的孩子最好不用复方阿司匹林退热，因为有引起脑病合并内脏脂肪变性综合征（瑞氏综合征）的危险。患出血性疾病的孩子也最好不用复方阿司匹林，因为它有抗凝血的作用，可能会引起或加重出血。

扑热息痛在降温方面和复方阿司匹林一样有效，而且不良反应很小，因此也是常用的退热药之一，但 3 岁以下的孩子最好不用。

泰诺林退热混悬液（或滴剂）的主要成分为对乙酰氨基酚，美林混悬液（或滴剂）的主要成分为布洛芬。这两种退热药都具有退热速度比较快，药效维持时间比较长的特点，使用剂量为，泰诺林退热滴剂：3 个月以下婴儿每次 0.4 毫升；4～11 个月婴儿每次 0.8 毫升；1～2 岁小儿每次 1.2 毫升；2～3 岁小儿每次 1.6 毫升。泰诺林退热混悬液：2～3 岁小儿每次 5 毫升；4～5 岁小儿每次 7.5 毫升；6～8 岁每次 10 毫升；9～10 岁儿童每次 12.5 毫升；11 岁每次 15 毫升。美林退热滴剂：每次 5 毫克～10 毫克/千克体重。美林退热混悬液：2～3 岁每次 5 毫升；4～5 岁每次 7.5 毫升；6～8 岁每次 10 毫升；9～10 岁每次 12.5 毫升；11 岁每次 15 毫升。上述药物一般在需要时（体温超过 38℃时）每隔 6～8 小时重复服用，但通常每日服用不超过 4 次。

除了上述退热药物外，还可以根据医生的建议选择服用扑热静、百服宁等药物，以及羚羊散、紫血散、小儿解热丸等具有退热作用的中成药。

体温在 38℃以上用口服退热药，38.5℃以上用安痛定肌内注射退热(有高热惊厥史者除外)。

各种退热药(复方阿司匹林、扑热息痛、安痛定、泰诺林、美林、扑热静和百服宁等)的效果和反应常因人而异,所以在使用时应严格按剂量服用(各种退热混悬液或滴剂的说明书上都注有详细的服用剂量说明,或按医生的建议服用),不要超剂量服用,也不要小于规定剂量服用,否则不起作用。每次服药的间隔时间至少应在 4 小时以上,有特殊要求的则按药物说明书的要求服用。

3 个月以下的小婴儿在使用退热药后,有可能出现体温突然下降、大量出汗,导致脱水、循环衰竭以及体温不升等情况,所以最好不用退热药。对这些小婴儿可以采取物理降温的方法退热。

给孩子服退热药后应让他尽可能多喝水,同时不要捂孩子,要适当减少衣、被以利散热。另外,未经医生许可,退热药连续服用不应超过 2 天。

88. 药物降温时应注意什么?

临床上,小儿所使用的退热药通常含有阿司匹林、对乙酰氨基酚、布洛芬等成分,它们都有一定的不良反应,所以在应用退热药时应注意下列问题:

(1)如果条件允许,应尽量先使用物理方法降温,如冷敷、温水擦浴或酒精擦浴,物理降温效果不明显时再使用退热药。如果体温过高,也可以在物理降温的同时配合口服退热药。

(2)阿司匹林类药物,可以刺激胃部引起恶心、呕吐等不良反应,所以最好不要在空腹时服用此药,以免加重不适感。另外,患有出血性疾病或消化道溃疡的孩子不宜使用此类药物,以免加重出血或造成消化道出血。如果孩子的身上出现皮疹等过敏症状时，应立即停止服用。

(3)由于小儿神经系统发育不完善，体温中枢的调节功能比较差，药量不准确会影响药物的临床效果，有时还可能造成不良反应，所以要严格掌握退热药的剂量，并且服药的间隔时间不能短于 4 小时(有些药的间隔时间需达到 6 小时以上)，以免因药量过大或用药间隔时间过短，导致不良反应。另外，在服用退热药时，应该多饮水，以免退热药导致出汗过多而引起虚脱。

(4)6 个月以下的婴儿应慎用退热药，尤其 3 个月以下的婴儿一般不宜使用退热药。因为退热药有可能使体温突然下降，并因此导致体温过低或不升，甚至因大量出汗而导致脱水及循环衰竭等危急情况。所以，对 6 个月以下的小婴儿退热最好用物理降温。

89. 为什么不宜用肾上腺糖皮质激素退热？

大部分感染性疾病引起的发热，都可以服用退热药物使体温降低，但是对有些疾病，如结缔组织病引起的发热，退热药常常没有降温的效果。如改用肾上腺糖皮质激素能够收到比较明显的降温效果。常用的肾上腺糖皮质激素有地塞米松、强的松、氢化可的松等，它的主要作用有抗炎、抗过敏、免疫抑制及抗(内)毒素等。

尽管肾上腺糖皮质激素有比较明显降温作用，但是在大多数情况下，我们还是不提倡在发热时使用肾上腺糖皮质激素来退热。之所以不用肾上腺糖皮质激素退热，是因为肾上腺糖皮质激素在退热的同时还会产生很多不良反应，对孩子造成比原发病还要严重或危险的损害。具体说来，使用肾上腺糖皮质激素退热一般有以下危害：

(1)孩子因患感染性疾病而发热时,使用肾上腺糖皮质激素退热,在降低体温的同时,还可以抑制体内由细菌或病毒所引起的炎症反应,缓解炎症症状,同时提高人体组织对细菌内毒素的耐受力,减轻细菌内毒素对人体的损害作用,以及人体的中毒反应,因此可以改善人体的中毒症状。但是,肾上腺糖皮质激素本身并不能阻止细菌释放内毒素,也不能减弱或中和细菌内毒素的毒性。同时肾上腺糖皮质激素的免疫抑制作用反而会降低人体的抵抗力,从而导致体内潜在的感染灶扩大或播散,甚至可能引起继发感染。

(2)对某些特殊疾病,如结缔组织病、血液病或免疫系统疾病等而引起发热的孩子,在疾病没有被明确诊断之前,使用肾上腺糖皮质激素,使孩子的体温暂时下降,不仅掩盖了真实病情,还会由于抑制了人体的免疫反应,使某些检查呈假阴性结果,从而延误了对疾病的正确诊断和治疗。

基于上述原因,当孩子患病而发热时,非特殊必需,不要应用肾上腺糖皮质激素给他降温。如果孩子因过高热或中毒症状严重必须使用肾上腺糖皮质激素时,必须同时配合使用足量有效的抗生素一起治疗。对那些长期发热,或考虑为非感染原因引起发热的疾病,在没有明确诊断之前,应禁止使用肾上腺糖皮质激素进行降温治疗。

90. 退热药的使用中应该注意哪些问题?

几乎每个人都知道,在发热的时候要服用退热药或打退热针来帮助退热。但是,究竟在什么情况下服药,什么情况下打针,打针和吃药哪个更好,恐怕知道的人就不多了。我们经常见到的有以下几种情况:一种情况是,只要孩子发热,尽管体温并不很高,可能只有 37.8℃左右,家长就赶紧给他服退热药，或是服了1次药以后，时间不长，见体温的变化不大，就又给孩子服药，结果导致孩子大汗淋漓、四肢冰冷即出现虚脱，或体温降至正常范围以下，或体温不升等情况。另一种情况是，只要孩子发热，不论体温高低，就要求打针退热，甚至要求连续打针，以求退热。还有一种情况是，孩子发热服了1次退热药后，几个小时后再发热就不敢服药了，怕孩子受不了。这些情况都是由于不了解退热药的特性所造成的。在这里我们简单介绍一下有关退热药的使用方法，希望对家长能有所帮助。

(1)口服退热药：一般说来，小儿复方苯巴比妥(小儿APC)、复方阿司匹林(APC)和扑热息痛等药物的价格比较低廉，退热效果也比较好，缺点是婴幼儿服用起来比较困难。而泰诺林、美林、扑热静及百服宁等新型的退热药(滴剂或糖浆)，使用起来比较方便，服用时口感、退热的效果均好，只是价格要贵一些。通常，在使用口服退热药时应注意以下问题：①体温在38℃以上时方可服用。②严格按照要求的剂量服用，不要过量服用，也不要用量不足。③发热时，每4～6小时服用1次(按药物说明书上要求的间隔时间服用)，如果到时体温不超过38℃，服药时间可顺延。④服药后尽可能让孩子多喝水。⑤服药后不要捂孩子发汗，应适当减少衣服以利散热。⑥3个月以下的婴儿最好不用退热药。

(2)注射用退热药：最常用的注射用退热药是安痛定，它是由氨基比林、安替比林和巴比妥钠组成的复方制剂；有时候也用地塞米松。使用注射用的退热药，有一定标准，通常有以下要求：①体温超过38.5℃方可使用(有高热惊厥史的孩子可适当降低标准)。②6个月以下的婴儿不用。③不能连续使用，这是因为长期使用安痛定时，其中含有的某些成分，如氨基比林会引起粒细胞缺乏症,白细胞减少会使感染扩散,病情加重。④除非必要,通常不用地塞米松等肾上腺糖皮质激素降温,具体原因参见第89问。另外应用肾上腺糖皮质激素退热,在停用后,孩子的体温有可能出现反跳现象,病程会延长几天。

一般说来,口服退热药与注射退热药的作用是互补的。注射用退热药一般作用比较快,但维持的时间相对比较短,所以适合于体温过高需要尽快降温的孩子。口服退热药的作用比较慢,比较和缓,维持的时间也比较长,所以对发热时间长、能够口服用药的孩子效果更好。

91. 如何进行物理降温?

孩子发热时会感到全身不舒服,婴幼儿体温过高还很容易引发惊厥。因此,必须积极采取措施帮助他降低体温。传统的观念认为,孩子发热时应该多穿衣服,多盖被子,捂出汗来热就退了。其实,这种做法是非常不科学的,对孩子来说也是不合适的。这样做的结果非但不能使体温下降,反而可能使体温进一步升高。正确的方法应该是:

(1)一般降温措施:对有轻度或中度发热的孩子,应该给他脱去比较厚的外衣,只盖一条被单,通过散热的方法使体温降低,同时还要让孩子多饮水。如果体温超过39℃,则可以用冷水浸湿毛巾,或将细小的冰块装入一个塑料或橡胶口袋中做成冰枕,或用毛巾把冰块包好,放在患儿的头部帮助降温。在孩子身体的其他大血管跳动处,如颈部的血管跳动处,腋窝、腹股沟(大腿根部)等处也可以同时放置冰袋,以帮助散热。小儿皮肤比较娇嫩,放置在大血管处的冰袋应经常检查,并与孩子的皮肤留一点点距离,以免出现局部皮肤冻伤。通常，体温降至 38℃即可撤除冰袋。

(2)温水浴：如果体温持续不降低，或体温超过 39℃，而且采取上述的一般降温措施没有明显效果，可以试用温水擦拭降温。之所以用温水而不用冷水，是因为冷水会使皮下血管收缩，不利于体内热量的散发。具体的做法为：①取半盆 35℃左右的温水，放入毛巾或海绵块，同时脱去衣服，让他平卧在床上，周围铺上干毛巾，以免弄湿床单。②将毛巾或海绵块拧至半干（尚在滴水），从头部开始，由上至下柔和而有力地擦拭整个身体，重点擦拭颈部、腋窝、腹股沟（大腿根部）等大血管走行的部位。当感觉毛巾或海绵变热时，放入水中浸一下，继续擦拭。③反复擦拭 5～10 分钟后，测量一下体温，如果体温已降至 38℃或以下，则停止擦拭；如果还未降温，或还未降至 38℃，则继续擦拭，同时每隔 5 分钟测 1 次体温，直到体温降至 38℃左右为止。④停止擦拭后，不要马上穿衣服，而是先给他盖上一条被单或毛巾被（以他不感到冷为准）。过 40～60 分钟左右再测 1 次体温，同时要多喝水。⑤如果体温持续不降，或下降后不久又升高，可以再用温水擦拭。也可以在温水擦拭的同时配合服用退热药，或带孩子去看医生。

(3)酒精浴：酒精浴的原理和目的与温水浴是一样的，但是由于酒精对皮肤血管的刺激和扩张作用更强烈，所以在应用时与温水浴并不完全一样。具体做法为：①准备 35%的酒精若干，如果没有酒精，也可用 50 度以上的白酒加等量的冷水（20℃左右），或直接用低度的白酒（38 度以下）代替。注意，不可直接用 75%的酒精，因为小儿体表的毛细血管丰富，对皮肤表面的物质易于吸收，浓度过高的酒精被吸收后，可以引起酒精中毒。②脱去孩子的衣服，让他平卧在床上，周围铺上干毛巾，然后用冷湿毛巾或冰袋敷在他的额头；如果孩子的手脚发凉，可以在他的脚部放置热水袋。③用毛巾或海绵块蘸着酒精，柔和有力地擦拭颈背部和上下肢，每侧4分钟（擦一侧时，用被单盖上另一侧，以免着凉），背部2分钟。擦拭的重点为腋下和腹股沟（大腿根部），以及肘窝、腘窝（膝关节的后面）等大血管走行部位。④擦完后不要马上穿衣服，可以盖一条毛巾被或薄被子，20分钟后测量体温。其余方法与温水浴相同。

酒精擦浴的注意事项：①在擦浴过程中，应随时注意面色、呼吸和脉搏。如果出现面色发绀、呼吸减慢、脉搏微弱等情况时，应立即停止擦拭。②酒精对心血管系统有刺激作用，在做酒精浴时应避免擦拭胸腹部，特别要注意不要擦拭前胸靠近心脏的部位。

（4）冷盐水灌肠：当使用物理方法和药物方法都不能使高热下降时，可以试用这种方法：准备20℃左右的生理盐水，婴儿需100毫升～300毫升，儿童需300毫升～500毫升。在肛管的头部涂抹少量的凡士林以起到滑润的作用，然后将肛管徐徐插入孩子的肛门内5厘米～15厘米（深度视孩子的年龄大小而异），最后将盐水缓慢通过肛管注入直肠内，停留片刻后将肛管拔出。也可以用清热解毒的中药（银花、连翘、黄芩、柴胡等）煎煮后，根据年龄每次取30毫升～60毫升药汁，用上述方法保留灌肠，每日2次。通常情况下，应用药物灌肠降温有一定的技术要求，所以这种治疗方法只适合在医院内，在医生的指导下进行，不宜自行治疗。

92. 处理发热的同时如何正确使用抗菌药物？

在小孩子的发热性疾病中，由感染因素引起的最为多见，引起感染的病原以细菌和病毒最为多见。通常情况下，抗生素对病毒并没有抑制和杀灭作用，所以对病毒感染来说，没有必要应用抗生素，除非孩子在病毒感染的基础上，又继发了细菌感染，要应用抗生素进行治疗。但是，对由细菌感染引起的发热，在积极退热的同时，可以联用抗生素控制感染，通常可以提高治疗效果。抗生素的种类很多，而不同种类的抗生素，均有各自的抗菌谱，所以在治疗中应针对不同的病原体有选择地使用不同的抗生素，才能提高疗效。目前，在临床上常用的抗菌药及正确的使用方法为：

(1)青霉素类抗生素：本类抗生素对各种革兰阳性球菌所引起的疾病疗效比较好，如金黄色葡萄球菌感染所致的败血症、心内膜炎、肺炎等；溶血性链球菌感染引起的扁桃体炎、猩红热、蜂窝织炎、丹毒等；肺炎链球菌感染所致的大叶性肺炎、脑膜炎等；脑膜炎双球菌感染所致的流行性脑脊髓膜炎、败血症等；淋球菌、梅毒螺旋体感染导致的淋病和梅毒等。常用药物有青霉素G、普鲁卡因青霉素、青霉素V、阿洛西林钠(阿乐欣)、氨苄西林(氨苄青霉素)、阿莫西林(羟氨苄青霉素)、氨苄西林钠-舒巴克坦钠(优立新)、哌拉西林钠(氧哌嗪青霉素)、阿莫西林-克拉维酸钾(安美汀)，以及替卡西林-克拉维酸钾(特美汀)等。但是，青霉素类抗生素有时会引起变态反应，所以不论是口服、肌内注射还是静脉注射之前，都应该做皮肤过敏试验，只有皮肤试验阴性时才可以应用。

(2)头孢菌素类抗生素：头孢菌素以往常被大家称为先锋霉素，但随着药物品种的增多，目前统一将其称为头孢菌素。头孢菌素是一类广谱抗生素，对那些耐青霉素的金黄色葡萄球菌、溶血性链球菌、肺炎链球菌、流感嗜血杆菌、大肠杆菌、克雷伯杆菌、沙门菌及志贺菌等引起的疾病，如上呼吸道感染、肺炎、脑膜炎、败血症、尿路感染、皮肤软组织感染和胃肠道感染等通常有效。目前在临床上常用的头孢菌素类药物有：

头孢氨苄(头孢菌素Ⅳ、先锋霉素Ⅳ)、头孢唑啉钠(头孢菌素Ⅴ、先锋霉素Ⅴ)、头孢拉定(头孢菌素Ⅵ、先锋霉素Ⅵ、泛捷复)、头孢克洛(希克劳)、头孢呋肟酯(新菌灵)、头孢呋辛钠(西力欣)、头孢孟多酯钠、头孢西丁钠(美福仙)、头孢噻肟钠(凯福隆、赛福隆、凯帝龙)、头孢哌酮钠(先锋必)、头孢曲松钠(头孢三嗪钠、菌必治、罗氏芬)、头孢他啶钠(凯复定、复达欣)、头孢克肟(世福素)和亚胺培南-西司他丁钠(泰能)等。头孢菌素类抗生素是一类效果比较好的抗生素,临床不良反应,也比较小,较常见的不良反应为皮疹,有肝肾功能异常的孩子也应慎用。但是它与青霉素类抗生素有交叉变态反应,通常对青霉素过敏的孩子在应用头孢菌素治疗时应慎重。

(3)大环内酯类抗生素:本类抗生素对革兰阳性细菌治疗效果比较好,如金黄色葡萄球菌感染所引起的皮肤及软组织感染;溶血性链球菌感染引起的扁桃体炎、猩红热等;肺炎链球菌感染引起的呼吸道感染等;白喉患儿及带菌者;淋球菌引起的泌尿生殖系统感染等;梅毒以及肠道阿米巴病等。绝大多数大环内酯类抗生素对于军团菌肺炎和支原体肺炎都有很好的治疗作用。某些新型的大环内酯类抗生素对某些革兰阴性细菌,如流感嗜血杆菌、卡他莫拉菌等也有比较好的治疗作用。目前临床上常用的大环内酯类抗生素有:红霉素、利君沙、罗红霉素(罗力德)、甲红霉素(克那霉素、克拉仙)、阿奇霉素(希舒美)、乙酰螺旋霉素、麦迪霉素(美欧卡霉素)、交沙霉素及麦白霉素等。大环内酯类抗生素一般没有变态反应,所以在应用时不需做皮肤试验。大环内酯类抗生素主要在肝脏代谢,会加重肝脏负担,所以有肝脏疾患的孩子一般不适用大环内酯类抗生素治疗;另外,对肝脏功能正常的孩子一般也不要过量地使用。

(4)氨基糖苷类抗生素:氨基糖苷类抗生素主要用于治疗革兰阴性细菌感染,如各种杆菌感染引起的肺炎、败血症、脑膜炎、胆道感染和尿路感染等。临床上常用的氨基糖苷类抗生素有:链霉素(主要首选于结核病)、庆大霉素、卡那霉素、丁胺卡那霉素、妥布霉素、小诺霉素和新霉素等。大部分氨基糖苷类抗生素对患儿的听神经和肾脏功能都有一定的损害,特别是庆大霉素、卡那霉素,所以一般除特殊需要外,尽量不用这两种药物进行治疗。

(5)抗结核药物:抗结核杆菌的抗生素主要有链霉素用于治疗局部或全身的各种结核感染。其他常用的药物还有对氨基水杨酸钠、利福平、异烟肼(雷米封)、盐酸乙胺丁醇、吡嗪酰胺等。大部分抗结核药物都有一定的不良反应,如链霉素可以造成听力或肾功能损害;异烟肼可造成肝功能损害及周围神经炎等;盐酸乙胺丁醇可引起视觉障碍(视敏度降低、视野缩窄及辨色力受损等);利福平可引起肝和肾功能损害等;吡嗪酰胺可引起肝功能损害等。所以,在应用上述药物进行治疗时,应根据医生的要求,定期到医院接受有关检查。

(6)其他类抗菌药:除了前面所说的那些抗生素以外,临床上医生还会应用一些其他的抗菌药对某些感染性疾病进行治疗。这一类抗菌药所涉及的范围通常比较复杂,各种抗菌药的作用或不良反应也不尽相同。目前临床上常用的抗菌药有:①盐酸林可霉素(洁霉素)、盐酸克林霉素(氯洁霉素)。一般情况下对革兰阳性细菌(如金黄色葡萄球菌)和厌氧菌有效,但对革兰阴性细菌通常无效,常用于敏感菌所引起的呼吸道感染、败血症、骨髓炎、关节炎及软组织感染等。不良反应主要有胃肠道反应、粒细胞和血小板减少及肝功能损害等。②复方磺胺甲恶唑(复方新诺明),对多种细菌都有治疗作用,尤其对大肠杆菌、克雷伯杆菌、奇异变形杆菌、痢疾杆菌、伤寒沙门菌、流感嗜血杆菌和金黄色葡萄球菌等有比较好治疗作用。常用于呼吸系统感染、肠道感染、伤寒及其他沙门菌感染、中耳炎和流行性脑脊髓膜炎的治疗与预防等。磺胺类药物的不良反应主要有过敏性皮疹(偶有过敏性休克)、血尿(故在服用本药时应多饮水)、粒细胞和血小板减少等。③诺氟沙星(氟哌酸),属于喹诺酮类的抗菌药,对大肠杆菌、痢疾杆菌、克雷伯杆菌、变形杆菌、沙门菌、流感嗜血杆菌和淋球菌等有很好的治疗作用,常用于泌尿系统感染、肠道感染以及呼吸道和皮肤的感染等。常见的不良反应有胃肠道反应和皮疹等,可能对幼年儿童的软骨发育有影响,所以除非特殊必要,一般不提倡用于少年儿童。与诺氟沙星类似的药物还有氧氟沙星(氟嗪酸、泰利必妥)、环丙沙星(环丙氟哌酸)、依诺沙星(氟啶酸)等。④呋喃坦啶(呋喃妥因),在临床上主要用于泌尿系统感染。常见的不良反应有胃肠道反应、皮疹、粒细胞减少,长期服用可引起肾功能损害和周围神经炎。⑤呋喃唑酮(痢特灵),主要用于治疗肠道细菌感染性疾病,有时候也用于治疗胃炎和十二指肠溃疡。常见的不良反应有胃肠道反应、药疹等,有些孩子也会有肝和肾功能损害。

93. 使用抗生素时应注意哪些问题?

应用抗生素应注意以下问题:

(1)疾病不都是由细菌引起的,有些疾病是由病毒或其他因素引起的。抗生素是对抗细菌感染的药物,而对病毒感染是无效的。有时候孩子去看病,诊断为病毒性感染后,给孩子开一些抗生素,主要目的是预防在人体抵抗力下降的情况下继发细菌感染,而不是为了治疗病毒感染。

(2)每种抗生素都有它相应的敏感菌，不要认为价格越高的抗生素效果就越好。对一般的细菌感染，普通的抗生素就能解决问题。经常使用抗生素，尤其是高级抗生素，会使人体产生耐药性，到真患了严重的细菌感染性疾病的时候，再用药就不起作用了。

(3)很多家长爱子心切，孩子生病时，使用抗生素两天不见好转，就换另一种抗生素，甚至有一天换几种抗生素的情况。其实，这是非常错误的。众所周知，任何一种药物，包括抗生素在内，从开始服用到发挥作用，再到产生效果，都需要一个过程，不可能在1～2天内产生明显效果。所以，家长要有耐心，只要服药后病情没有明显加重，就要坚持服用下去，一般3～4天后就会逐渐看出效果来。通常，如果连续5天使用同一种抗生素，病情仍不见好转，才考虑更换另一种抗生素。频繁地更换抗生素，不但起不到治疗作用，而且会带来严重的不良反应。一方面会使细菌产生耐药性，影响疗效；另一方面，会破坏体内的正常菌群，使其发生紊乱，引起二重感染，如真菌感染等。因此，孩子生病时，一定要在医生的指导下合理使用抗生素，不要擅自滥用。

94. 小儿发生高热惊厥时应怎样处理？

发生高热惊厥时，除了四肢抽动外，咽喉部的肌肉也会发生痉挛，影响呼吸，加之呼吸道中分泌物，如痰液等大量增加，可能堵塞气管导致发生窒息。另外，高热惊厥还可能造成脑细胞缺氧，甚至坏死，并使全身的其他器官功能也受到干扰，发生某些功能障碍。因此，当孩子因高热发生惊厥时，应积极采取措施控制惊厥。紧急情况下，可采取以下措施：

(1)将惊厥的孩子平放在床上，使他的头偏向一侧，以免呕吐时将呕吐物吸入气管引起窒息。

(2)惊厥患儿的神志不清,有可能咬破舌头,可以用一个勺柄包裹上纱布插入上下齿之间,以防他咬伤舌头。如果牙关紧闭,因已不可能咬伤舌头,所以就不必硬往嘴里塞牙垫,以免撬伤牙齿。同时可以用指尖按压刺激人中穴,以制止惊厥。另外,发生惊厥时切不可往其口中灌服药物,以免发生呛咳和窒息。

(3)尽快采取措施将孩子送往医院。

(4)当孩子到达医院时,如果惊厥仍在继续,医生会立即应用快速的止痉药物,如10%水合氯醛灌肠,剂量为每次50毫克/千克体重(0.5毫升/千克体重),必要时6~8小时后可以重复使用。同时可用抗惊厥药物,如苯巴比妥钠(鲁米那钠)肌内注射或静脉注射,剂量为每次5毫克~10毫克/千克体重,必要时可以在20分钟后重复使用。在静脉注射时,注射速度应控制在每分钟不超过50毫克。地西泮(安定),每次0.1毫克~0.5毫克/千克体重(8小时内最大剂量不超过0.6毫克/千克体重)肌内注射,可以每隔2~4小时重复注射1次;也可以静脉注射控制惊厥,但静脉注射时可能会引起呼吸停止,应用时要慎重。即使惊厥已经停止,为了防止惊厥再次发生,医生也会给孩子注射抗惊厥药物进行预防。

(5)在应用抗惊厥治疗的同时,医生还会根据体温情况给他注射退热药物进行退热治疗,同时合用物理降温的方法,尽快把体温降下来。

(6)惊厥被控制后,医生会对孩子做进一步检查,以排除由其他原因引起的惊厥,并根据检查结果进行针对病因的治疗。

95. 如何预防高热惊厥？

高热惊厥常常发生在 6 岁以下的小儿，特别是 3 岁以下婴幼儿更容易发生，而且一旦发生高热惊厥，会对孩子造成很多不好的影响。所以，除了在发生高热惊厥时应积极处理外，预防高热惊厥的发生更重要。

预防高热惊厥，除了在发热时尽量不捂，少穿衣服以利散热外，还可以根据孩子的皮肤温度初步判断有无发生惊厥的可能。即：如果体温很高，同时周身皮肤及手脚都很热，这说明体内的散热过程已经开始，体内的产热过程和散热过程基本达到平衡，身体内部的温度和身体表面的温度基本一致，孩子对这个温度通常能够耐受，在这种情况下，出现高热惊厥的可能性相对较小。反之，尽管体温没有达到很高，但手脚冰凉，通常表明人体的散热过程尚未开始，体内的产热量要大于散热量，身体内部的温度和身体表面的温度不一致，通常身体内部的温度可能比身体表面的温度要高，这样的孩子发生惊厥的可能性要大一些。因此，对这样的孩子要特别注意，应立即给他服用退热药物，同时采用物理降温的方法促进散热，以尽快控制体温；或者送他去最近的医院，请医生帮助降温。

对有高热惊厥史孩子的处理：

(1)在发热的时候，要随时给他测量体温，一旦体温超过 38℃时，应立即给他服用小儿复方苯巴比妥(含鲁米那)退热，同时多喝水，必要时可同时进行物理降温。

(2)发热时，不要等到体温升到很高时再进行处理，因为退热药发挥作用常需要一定的时间，如果体温很高时再服药，常常是药物还没有发挥作用孩子就已经发生惊厥了。

(3)对有高热惊厥病史的孩子，在患病的时候还可以提前给他服用镇静剂以预防惊厥的发生，常用的药物有苯巴比妥（鲁米那），剂量为3毫克～5毫克/千克体重，每日1次，口服，时间一般在1周左右。

96. 常见发热性疾病如何治疗？

小孩子患许多疾病时都可以有发热的临床表现。对感染性发热，应针对不同的病原体选择不同的药物进行治疗；而非感染性发热通常情况下使用抗生素治疗是无效的，应针对不同病因予以相应的处理。

小孩子的发热通常以急性感染性疾病较为常见，如急性上呼吸道感染、流行性感冒等，都会有不同程度的发热表现，在应用退热药治疗的同时，应根据情况给予适当的抗生素或抗病毒药物等。如细菌引起的气管炎、支气管炎或肺炎时，应适当地给予抗生素，同时配合止咳、祛痰等。孩子患消化系统疾病，如急性细菌性痢疾、肠炎时，在退热、抗生素治疗的同时应积极给予补液及纠正酸中毒等。

小儿时期的很多传染病都会有不同程度的发热，多由病毒感染引起，如麻疹、风疹或水痘等，一般不需抗生素。但如出现继发的细菌感染时，则必须给予抗生素。孩子患猩红热（A组乙型溶血性链球菌引起）时，则必须给予抗生素，一般首选青霉素治疗7～10天。孩子患流行性腮腺炎时，在给予对症治疗的同时可配合服用板蓝根或新广片。对化脓性脑膜炎、流行性脑脊髓膜炎的患儿，在对症治疗的同时，应选择能够穿透血脑屏障的抗生素，如青霉素与头孢菌素类药物联合应用。对于那些有长期发热的孩子，不要急于使用退热药或抗生素，应先积极进行有关检查以确定诊断，再进行相应的治疗。

97. 孩子发热是否需要输液治疗？

很多家长在孩子生病时，尤其是发热的时候，都要求医生给孩子输液，认为只有这样，孩子的病才能好得快，体温也能降得快。其实，这也是一种不正确的认识。理论上讲，每种疾病治愈的快慢与输液与否并无直接关系，而是取决于感染的种类、病情的轻重，以及孩子本身的体质等因素。比如，病毒性感冒，即使每天输液，也要6～7天才能痊愈，而不输液，经过6～7天的时间也会痊愈。在这种情况下，输液除了增加孩子的痛苦之外，再就是增加医疗费用的支出了。

通常情况下，输液治疗仅限于以下情况：

(1)孩子有剧烈的呕吐或腹泻，无法口服药物和进食、饮水，或由此造成脱水和酸中毒，需要通过输液来迅速补充丢失的水、营养素和电解质，或纠正酸中毒。

(2)孩子的病情比较重，需要连续给药维持治疗。

(3)昏迷或其他原因不能进食，需要通过输液来补充水分、电解质、热能和营养物质等。

除了上述情况外，其他情况都不是输液的严格指征，那种认为输液可以退热的观点是大错特错的。特别是在高热时，人体处于应激状态，输液不但不解决问题，反而可能引起输液反应，轻者寒战、高热，使体温更高；重者出现肝和肾功能衰竭，甚至死亡。另外，输液速度过快时，也可能会造成心力衰竭；液体量过多还会造成水中毒等。所以，是否需要输液，一定要由医生根据孩子的病情来决定。

98. 如何预防发热性疾病的发生？

在小孩发热性疾病中，比较常见的主要是一些急性感染性疾病或急性传染性疾病。这些疾病常发生在婴幼儿及学龄儿童中。感染性疾病主要为呼吸道疾病，如急性上呼吸道感染、流行性感冒、扁桃体炎和肺炎等。造成这些疾病的病原体，如病毒或细菌等通常是通过空气飞沫传染或直接接触患儿所传播的。要预防这些疾病的发生，除了平时多注意孩子的饮食营养，加强锻炼身体增强体质外，更重要的是避免与患病的孩子接触，这包括在呼吸道疾病流行的季节少去公共场所及人群较为密集的地方。在流行性感冒流行的季节可以给孩子接种流感疫苗，使孩子避免发生感染或使感染程度有所减轻。

小孩子的抗病能力比较弱，特别是对传染病的免疫功能不全，因此在小儿时期常会患急性传染病，如麻疹、水痘、流行性腮腺炎、流行性脑脊髓膜炎（流脑）、乙型脑炎（大脑炎）及猩红热等。预防这些传染病最有效的方法，就是按照医生的要求按时接种各种预防疫苗，使人体产生有关的免疫抗体，从而达到预防传染病的目的。如果孩子一旦接触了患传染病的患儿，或在传染病的流行季节，也可以应用一些药物进行预防，如口服板蓝根、大青叶等，或肌内注射丙种球蛋白等。

99. 如何观察和护理发热的小儿？

婴幼儿年龄幼小，语言表达能力有限，即使是年长儿有时候对病情也不能完全正确地加以描述，因此仔细观察患儿的病情变化是非常重要的。

小孩子平时嬉笑好动，当他们一旦出现精神萎靡、倦怠，便有患病的可能。通常孩子发热时大多面色发红，有时甚至满面通红；也有些孩子先有周身发冷、寒战等全身不适的表现。如果前囟尚未闭合的婴儿出现囟门饱满隆起，并伴有呕吐，应注意他是否有颅内感染的情况。发热的婴幼儿若出现烦躁、兴奋、手脚冰冷等现象时,应注意有发生惊厥的可能。对急性发热的孩子,要注意他的全身皮肤是否有皮疹出现,如有皮疹,则应注意皮疹出现的时间及形态,这些情况对某些疾病的诊断是有帮助的。新生儿和婴儿如果哭闹不止,或吃奶差、面色差、反应不好、皮肤发花,应注意他是否发热了。

孩子生病发热,虽然是人体的一种生理防御现象,但过高热和长期发热则会增加体内蛋白质和维生素的消耗,尤其是过高热还容易引起婴幼儿的惊厥。所以,做好发热小儿的护理工作也是非常重要的。家长们不妨试着从以下几个方面去做:

(1)注意休息:发热时全身的代谢活动增快,能量消耗增加,休息则有利于减轻全身的代谢负担,减少能量消耗,有利于孩子的疾病早日康复。

(2)减少衣服:婴幼儿发热时,主要依靠皮肤来散发热量,但是他们的皮肤汗腺的发育尚不完善,不容易有效地将热量散发出去,如果热量不能有效地散发,体温就会进一步升高。因此,在婴幼儿发热时应适当减少衣服,以帮助他散热,待体温降低后再适当增加。室温不要太高,一般在18℃～20℃即可;还要保持一定的湿度,一般在50%左右即可;室内的空气一定要流通。

(3)补充水分:孩子发热时,呼吸加快,消耗增加,服用退热药后出汗较多等,可使体内的水分大量丢失。因此,对发热的孩子要让他们多喝水,以防止发生脱水。另外,补充水分也有利于降低体温,喝水多了又有利尿作用,大量排尿也有利于体内的毒素从尿中排出体外。

(4)饮食保健:孩子发热时,会使胃肠道的运动功能减弱、消化液分泌减少,孩子往往表现出食欲减低、腹胀、呕吐、腹泻等症状,并且很容易因此造成消化吸收障碍。这时候要给他吃容易消化的、低脂肪的饮食，如稀饭、面汤、水果和蔬菜等；不要给他吃油腻和不好消化的食物。这个时期也不要让孩子喝含碳酸的饮料，因为这类饮料进入胃里后会产生大量的气体，从而加重孩子的腹胀或呕吐，不利于身体康复。

(5)注意清洁卫生：要勤洗澡、勤换衣服，保持身体和衣服的清洁，这样做可以避免皮肤感染，并可以避免由此而引起的身体其他部位的疾病，在洗澡和换衣服时要注意防止着凉。肥胖婴幼儿要注意保持颈部、腋窝、大腿根部等皮肤容易发生皱褶部位的皮肤清洁、干燥，防止由于出汗刺激而引起这些部位的皮肤发生糜烂，并因此发生感染。对患病的孩子，要注意保持口腔的清洁卫生，孩子发热时唾液分泌会减少，细菌容易在口腔中大量繁殖，因而极易引起口腔炎症，引起口腔粘膜的疱疹、溃疡等。所以，对不会刷牙的婴幼儿，要经常用淡盐水帮他清洗口腔；对大孩子，除了每天刷牙2次外，还可以让他经常用淡盐水漱口，以保持口腔卫生。

100. 发热小儿在饮食上应注意什么？

人体的热能主要是由食物中的糖类、脂肪和蛋白质所产生的。对小儿来说，这些热能具有维持人体的基础代谢、保持体温，以及促进生长发育的重要作用。孩子发热时，人体的代谢速度加快，细胞的耗氧量增加，能量的消耗也明显地增加，因此，合理的饮食是保证发热患儿体内有充分热能供给的重要方面。

通常情况下，患儿的饮食必须保证能够提供足够的热能和营养素。因此，宜进食富含蛋白质、维生素的饮食，不要吃含脂肪过多的食物。食物应以流质或半流质为主，如稀饭、面汤、豆浆、藕粉及蛋羹等。这有利于食物中的营养成分被吸收利用，有助于加快病情的好转和恢复。发热时孩子的胃液、消化液和胆汁的分泌减少，胃肠蠕动减慢，此时再吃鸡，鸭，鱼，肉或煎炒烹炸的油腻食品，将会使消化功能本已下降的胃肠道负担更为沉重，从而加重腹痛、腹胀、恶心、呕吐等症状，甚至有可能使原有疾病加重。这时候，应该给孩子多吃蔬菜、水果等含大量维生素、纤维素和无机盐的食物。这些食物还有清热生津、润肠通便的作用，有利于帮助孩子改善大便干燥等，对减轻发热的程度和减轻咳嗽等都有帮助。蔬菜的性味大多都偏于寒凉，对于减轻发热有一定益处；同时多吃蔬菜可使体内血液偏碱性，有利于人体正常功能的发挥，从而有利于身体的康复。因此，患发热性疾病的孩子宜多吃蔬菜。

101. 孩子退热后的生活起居和饮食应注意什么？

有些患发热性疾病的孩子一旦体温恢复正常，就不再注意休息和饮食，常常很快就出去玩耍。而有的家长也认为孩子病好了，在患病期间孩子的饮食不正常，现在可要使劲给孩子补一补了，于是拼命给孩子补充营养食品，恨不得一下子就把孩子生病期间的损失补回来。这些做法都是不可取的。

事实上，孩子发热常会使体力消耗很大，现在即使热退了，还需要一段时间恢复体力；另外，有一些疾病虽然热退了，但疾病并没有痊愈。所以，这时候孩子可以适当做一些轻微活动，如室内的游戏或散步等，活动量不能太大，不宜参加剧烈运动，如踢球、游泳等。在饮食上，由于孩子的病初愈，消化功能还很弱，为了尽快帮助孩子恢复体力，可以适当地补充一些高热能、高蛋白质和高维生素的食物，但仍不宜多吃油腻肥甘的食物，以免造成孩子消化不良。同时，仍应该让孩子多喝水，多吃蔬菜及水果。

另外，不要让孩子去公共场所及人群密集的地方，避免接触各种患感染性疾病的病人。

102. 中医治疗外感热病的原则和方法有哪些？

中医学在长期的实践中，积累了丰富的理论和临床经验，通过不断的发展和完善，形成了一套完整的外感热病治疗体系。

在治疗原则上首先强调阶段性，即不同的时期采取不同的治疗方法。早在《素问》中就提出了："其未满三日者，可汗而已；其满三日者，可泄而已。"明确病变部位和病变阶段是治疗外感热病的前提。

外感热病系感受外邪而发病，所以中医治疗的关键就是祛除病邪，分清病邪的性质，采取相应的治疗方法。此外，在祛邪过程中，还要注意使病邪向外的道路畅通，因此"透"、"泄"二法就显得十分重要。所谓"透"，是侧重于使病邪由里向外，通过体表而外透，注重运用轻清宣透之品，不仅使病邪透外化解，还要使里之邪热有外达之机。所谓"泄"，则是侧重于使病邪从内向下而外出，在用药上注重保持大、小便通畅，以使病邪通过二便而外泄。

在重视祛邪的同时，还需要固护人体的正气，这就要求必须掌握外感热病中邪正双方的消长情况，避免出现祛邪与扶正治法在尺度上发生错误。如邪盛时误投补剂而资助病邪，或使病邪胶着不去；正气本已大虚，施用汗、下、清等法太过，或不当用而用之，必然进一步消耗正气，造成病邪深陷或正气外亡。

在上述治疗原则的基础上，经过多年临床经验的积累和研究，中医对外感热病形成了一整套行之有效的治疗方法。常用的治疗方法有：

(1)解表法：是通过疏泄腠理，透邪外出，以解除在表之邪，治疗表证的方法。使用本法后常有汗出而解的效果，所以又称“汗法”。其作用有发汗、疏表、透疹、散邪等，主要用以治疗外感病邪侵袭体表所引起的各种表证。由于所感病邪性质的不同，解表法又具体分为辛凉解表、辛温解表、清暑透表、祛湿疏表等。

(2)清热法：是用寒凉性质的药物来治疗里邪内热的方法，有清宣透热、泻火凉血、畅通气机的作用，并通过祛除邪热而起到保阴、止渴、除烦的作用。根据邪热所在部位和性质，又分为轻清宣气、清热泻火、清热凉血、清退虚热等。

(3)攻下法：是通过泻下攻逐以祛除里实邪热的方法，具有通导大便、泻下邪热、荡涤积滞、通淤破结的作用。其对外感热病的治疗有重要意义，因为大便通畅是邪热得以外泄的通道，特别是许多有形实邪，如燥屎、积滞、淤血、痰饮等都可以通过泻下而排出。

此外，由于病邪的性质、所在的部位与疾病的阶段不同，还相应有和解、祛湿、息风、开窍、化淤、滋阴、温阳、固脱等治疗法则。

103. 中医对发热患儿如何进行饮食调理和生活起居护理？

发热疾病中儿童的饮食调理是治疗的一个重要环节。一方面在疾病过程中，患儿食欲减退，生化之源不足，加之由于病邪的影响，脾胃运化功能降低，以及病程中邪热耗伤津气，都必须通过饮食来补充。另一方面，饮食是否合理，直接关系到病情的发展。合理的饮食，有助于补益正气，祛除病邪，不合理的饮食却会起到相反的作用。

饮食要适度，保证充足的食物摄入，热盛伤阴的患儿需要保证充分饮水。但由于患儿的消化能力减弱，不宜勉强进食，更不宜进食油腻、坚硬难消化的食物，以免形成宿食、积滞等。疾病后期，邪热渐退，胃纳渐增的患儿，尤其应控制饮食，如进食过多，不易消化而生食滞，甚至余邪可因食滞而复发，这种因饮食不慎而致外感热病复发者，通常被称为“食复”。

在食物的选择上，一般应以清淡易消化为宜，如米粥、烂面条、蛋羹、新鲜蔬菜、水果等，不宜食用油腻、煎炸、辛辣、坚硬的食品，以免助热伤阴、助湿生痰或影响消化。高热患儿可食用滋阴清热食品，如梨汁、藕汁、甘蔗汁、荸荠汁、西瓜汁等；兼挟痰热的患儿可食用清化痰热的食品，如萝卜、海蜇、荸荠等；暑热壮盛，大汗烦渴者，宜饮绿豆汤、西瓜汁等；外感后期肺胃阴伤者，宜食百合、莲子等；外感后期肝肾阴伤者，宜食甲鱼、淡菜、鸡蛋等，且以饮汤为主。

做好发热儿童的生活起居护理，不仅有助于及时掌握病情，减轻病势，促进恢复，减少或防止并发症、后遗症，并且也有利于控制疾病的传播。

孩子的居室环境应保持良好的通风，适宜的温度和湿度。特别是高热患儿的居室温度不宜过高，如室温高可采取室内洒水、放置冰块、安装电扇或空调等方法以降温，一般以保持温度在20℃，湿度60％为宜。此外，居室周围要安静，有充分的光线，便于患儿休息。

搞好患儿的个人卫生，对于保持患儿的心情愉快、身体舒适、促进康复、减少各种并发症有重要作用。如出汗较多，应及时擦拭身体，更换潮湿内衣。古人重视对病人五官的护理，如口气秽臭，齿龈肿痛或出口疮者，可用银花甘草水、黄柏水漱口;口唇焦裂者,可用植物油外涂;眼屎较多者,可用淡盐水洗净眼部。孩子有大小便失禁时,应及时更换内衣内裤与床单被褥,并及时清洗外阴和肛门。

104. 治疗小儿外感热病常用的中成药有哪些?

中成药在小儿外感热病的治疗中具有简便易行,较中药汤剂更易为儿童接受等优势。因此,在临床上得到了广泛应用。很多家庭都将中成药作为常备药品,在需要时给孩子服用,类似于西药中的非处方用药。在此,我们给您介绍几种临床上最常用的中成药:

(1)精制银翘解毒片:处方来源于《温病条辨》中的银翘散。药物组成包括银花、连翘、薄荷、荆芥、豆豉、牛蒡子、桔梗、竹叶、甘草、芦根等。功能为辛凉解表、清热解毒。用于治疗风热感冒,如发热头痛、咳嗽口干、咽喉疼痛等。

(2)藿香正气水:处方来源于《太平惠民和剂局方》。药物组成包括藿香、半夏、厚朴、紫苏、白芷、陈皮、茯苓、苍术等。功能为解表利湿、理气和中。用于治疗外感风寒、内伤湿滞引起的恶寒发热、头痛胸闷、脘腹疼痛、恶心呕吐、腹泻等。特别适用于四时感冒伴急性胃肠炎。近年来,又出现了片剂、胶囊等改良剂型。

(3)紫雪散:处方来源于《太平惠民和剂局方》。药物组成包括滑石、芒硝、甘草、磁石、麝香、沉香、青木香、羚羊角、犀角、丁香、升麻等。功能为清热解毒,止痉通便。用于治疗急性热病、高热不退、烦躁、神昏谵语、惊厥、毒热斑疹、尿赤便结等。本药与安宫牛黄丸、局方至宝丹并称为“三宝”,是传统中成药的急救药物。在保护野生动物法规建立之后,方中麝香、犀角、羚羊角等药物被人工麝香、水牛角等替代品所取代。

(4)小儿金丹片:处方来源于《普济方》。药物组成包括薄荷、葛根、西河柳、牛蒡子、羌活、防风、荆芥、枳壳、桔梗、川贝、清半夏、胆南星、大青叶、羚羊角等。功能为祛风化痰,清热镇惊。用于治疗伤风感冒、发热头痛、鼻流清涕、咳嗽气促、咽喉肿痛、惊悸心烦、出疹迟缓等。

(5)小儿解热丸:处方来源于《婴童百问》。药物组成包括胆南星、天麻、天竺黄、僵蚕、茯苓、珍珠、牛黄、麝香、冰片、陈皮、防风、甘草、蜂蜜等。功能为解热,镇惊,化痰。用于治疗小儿感冒发热、急热惊风、痰涎壅盛、手足抽动等。临床上常用于外感发热咳嗽兼有惊悸抽搐者,退热定惊的效果好。

(6)导赤片:处方来源于《小儿药证直诀》。药物组成包括大黄、栀子、地黄、甘草、滑石等。功能为清热利便。用于治疗胃肠积热、口舌生疮、咽喉肿痛、牙龈出血、腮颊肿痛、暴发火眼、大便不利、小便赤黄等。

(7)六神丸:药物组成包括牛黄、麝香、蟾酥、雄黄、珍珠、冰片。功能为解毒,消炎止痛。用于治疗时疫白喉、单双乳蛾、喉风、喉痛、烂喉、丹痧等。中医所称的乳蛾、丹痧即指现代医学中的化脓性扁桃体炎与猩红热。本品在清热解毒、活血散淤、化腐生肌等方面,疗效确实而神速。

金盾版图书，科学实用，
通俗易懂，物美价廉，欢迎选购

临床烧伤外科学	99.00 元
新编诊疗常规（修订版·精装）	88.00 元
乡村医生手册（修订版·精装）	48.00 元
乡村医生手册（修订版·平装）	41.00 元
新编心血管内科诊疗手册（精装）	36.00 元
性病防治图解手册	13.50 元
新编常用药物手册（第四版·精装）	65.00 元
中华名医方剂大全（精装）	59.50 元
临床实用中药辞典（精装）	88.00 元
新编实习医师手册（精装）	59.00 元
新编心血管疾病鉴别诊断学（精装）	79.00 元
乡村医生急症救治手册（精装）	38.00 元
常见眼病诊断图谱（精装）	58.00 元
临床皮肤病性病彩色图谱（精装）	130.00 元
急诊抢救手册（修订版·精装）	27.00 元
内科急诊救治速查手册	7.00 元
消化系统疾病诊断及治疗（精装）	39.00 元
新编妇产科临床手册（精装）	32.00 元
临床药物手册（修订版·精装）	58.00 元
新编常用药物手册（第三版·平装）	32.00 元
新编简明药物手册	21.00 元
常用进口药物手册	21.00 元
药物治疗处方手册（精装）	35.00 元
护士手册（精装）	28.00 元
常见病前兆早知道	32.50 元
癌的早期信号防治与逆转	11.00 元
疲劳综合征预防 50 招	8.00 元
内科常见病食物药物相宜相克	13.00 元
冠心病高血压病糖尿病饮食调养问答	31.00 元
冠心病高血压脑血管病科学用药问答	13.00 元

心肌梗死防治 470 问
（修订版） 22.00 元
肝炎的诊断及防治 17.00 元
农民小伤小病自我防治
手册 8.00 元
高血压防治(修订版) 9.50 元
高血压病早防早治 7.50 元
高血压中西医防治 13.00 元
高血压病自然疗法 9.00 元
高血压病用药知识 16.00 元
高血压病患者饮食
调养 4.50 元
高血压病患者宜吃
食物 22.00 元
血压异常的危害及其
防治 9.50 元
冠心病用药方法及不
良反应处理 15.00 元
冠心病防治 327 问
（第二次修订版） 18.00 元
冠心病早防早治 12.00 元
中老年冠心病防治 6.00 元
动脉粥样硬化防治 6.50 元
心绞痛自我防治 6.00 元
心脏病患者饮食调养 6.50 元
心脏养护与心脏病防治 15.00 元
心律失常防治 150 问 7.00 元
心肌梗死自我防治 5.50 元
如何预防再次心肌梗死 15.00 元
风湿性心脏病防治 200 问 6.00 元
中老年人心血管急症的
防治 8.50 元
老年心血管病防治与康复 6.50 元
心血管病防治用药知识
160 问 7.00 元
心脑血管疾病用药知识 9.50 元
常见心血管疾病家庭康复 5.50 元
常见心脑血管疾病的早期
信号与预防 6.00 元
老年常见病先兆及预防 28.00 元
心脑血管病的自我预防
与康复 6.50 元
心脑血管疾病饮食调养
（另有 VCD） 7.50 元
脑血管病防治 200 问
（第二版） 7.50 元
脑血管病自我防治 5.50 元
脑养护与脑血管病防治 12.00 元
脑血栓防治 200 问 7.50 元
脑梗死防治 260 问 11.00 元
脑血栓自然疗法 9.00 元
脑瘤诊治 200 问 6.00 元
中风防治 200 问 7.00 元
中风患者家庭康复 6.50 元
偏瘫患者运动疗法 5.00 元
糖尿病防治 200 问
（第二版） 7.00 元
糖尿病早防早治 8.00 元
糖尿病家庭康复 4.50 元
实用糖尿病防治手册 15.00 元

新编糖尿病防治指南	15.00元
糖尿病的胰岛素治疗	6.50元
糖尿病药膳	12.00元
糖尿病饮食调养(修订版·另有VCD)	12.00元
糖尿病并发症中西医防治(修订版)	19.00元
糖尿病防治误区110问	6.00元
糖尿病自然疗法	6.00元
糖尿病自我防治	14.50元
糖尿病专家与患者对话	19.00元
糖尿病患者怎样吃	14.00元
糖尿病患者宜吃食物	22.00元
糖尿病患者用药知识	10.00元
高脂血症防治100问(修订版)	4.50元
高脂血症早防早治	6.50元
高脂血症中西医防治153问	6.50元
高脂血症患者饮食调养	5.00元
高脂血症患者宜吃食物	19.00元
贫血自我防治	8.00元
放化疗病人的调养与护理	11.50元
白血病防治212问(修订版)	14.00元
实用常见肾脏病防治	8.00元
肾炎防治(修订版)	8.00元
肾脏疾病的三联疗法	12.00元
肾脏疾病诊疗手册	15.00元
得了肾炎怎么办	14.00元
肾脏疾病饮食调养(另有VCD)	5.50元
肝炎预防50法	12.50元
实用肝病中西医防治	15.50元
肝炎防治400问(第二版)	11.50元
乙肝蚂蚁疗法	12.00元
乙型肝炎防治	5.50元
专家谈乙肝阳转阴	35.00元
得了乙肝怎么办——一位乙肝病人的康复之路	16.00元
乙型肝炎自然疗法	12.00元
乙型肝炎防治30法	9.50元
乙肝患者康复治疗	38.00元
乙型肝炎中医调治160问	19.00元
乙型肝炎病毒携带者必读	5.50元
实用肝病自然疗法	4.50元
解酒醒酒与护肝养胃	12.00元
怎样使脂肪肝逆转	21.00元
脂肪肝防治	6.50元
脂肪肝早防早治	5.50元
肝胆常见病防治240问	5.50元
肝癌防治270问	6.00元
肝病饮食调养150问(另有VCD)	6.00元
胆石症防治240问	6.00元
人体结石病防治	9.00元
呼吸系统常见病防治320问	7.50元

呼吸系统疾病中西医防治 8.00 元
结核病用药不良反应及处理 5.00 元
肺结核防治(修订版) 4.80 元
肺结核自我防治 9.00 元
肺癌防治(修订版) 10.00 元
支气管炎防治 150 问 6.00 元
慢性支气管炎自我防治 5.00 元
感冒患者饮食调养 5.50 元
得了哮喘怎么办 12.00 元
实用哮喘病防治 4.50 元
哮喘饮食调养 6.00 元
咳嗽防治 7.50 元
消化系统常见病防治 260 问 7.00 元
胃炎消化性溃疡诊治评点 12.00 元
得了胃病怎么办 13.00 元
胃肠疾病自我防治 9.50 元
胃溃疡防治 200 问 6.50 元
溃疡病自我防治 5.50 元
慢性胃炎自我防治 5.00 元
慢性胃炎治疗 60 法 6.00 元
萎缩性胃炎防治 4.00 元
十二指肠溃疡防治 200 问 6.50 元
腹泻患者饮食调养 5.00 元
胃肠道疾病饮食调养 144 问(修订版) 14.00 元
胃肠道疾病饮食调养 110 问(另有 VCD) 5.50 元

胃癌防治 150 问 6.00 元
胃病用药不良反应及处理 13.00 元
急性腹痛诊治 6.00 元
便秘患者饮食调养 5.00 元
便秘防治 170 问 6.00 元
便秘自然疗法 10.00 元
便秘中医调治 150 问 16.00 元
便秘中西医防治 60 法 15.00 元
痔的防治 120 问(修订版) 6.50 元
便血与肛门疼痛鉴别及治疗 12.50 元
痔疮治疗 46 法 7.00 元
常见肛肠病防治 250 问 7.00 元
肛管直肠疾病诊治 12.50 元
尿路结石防治 150 问 5.00 元
中老年夜尿频繁怎么办 10.00 元
尿路感染防治 120 问 3.50 元
尿路感染防治 7.50 元
男性性功能障碍防治 270 问(修订版) 18.00 元
得了阳痿怎么办 15.00 元
前列腺疾病治疗 28 法 12.00 元
前列腺疾病防治 270 问(修订版) 16.00 元
男科疑难顽症特色疗法 12.50 元
男科疾病中西医防治 10.00 元
疝气防治 5.00 元
常见传染病防治 320 问 8.00 元
实用传染病防治 9.50 元
艾滋病防治 88 问 4.50 元

性传播疾病防治100问　4.00元
常见性病中西医防治　5.50元
性病及男科病自我防治　5.00元
常见内分泌疾病的早期信号与防治　12.00元
内分泌系统常见疾病防治370问　9.00元
胰腺疾病诊治125问　5.50元
甲亢防治170问　4.00元
实用风湿病防治　6.00元
出血性疾病的诊治　11.00元
发热疾病自我防治　5.50元
癌的早期信号防治与逆转　11.00元
癌症治疗新方法　6.00元
饮食抗癌法　4.50元
治癌防癌验方荟萃　15.00元
癌症病人饮食调养　5.50元
肿瘤病人家庭康复　11.00元
五官科疾病穴位注射疗法　5.50元
常见眼病防治(修订版)　9.50元
近视眼防治100问　4.00元
青少年近视防治　9.00元
近视远视散光老花防治300问　9.00元
远视弱视散光近视自我防治　4.50元
青光眼防治110问　3.50元
白内障防治120问(修订版)　10.00元
耳鼻咽喉病防治　6.50元
耳鼻咽喉疾病自我防治　6.50元
常见耳鼻咽喉病防治116问　4.50元
扁桃体炎自我防治　4.50元
咽炎防治110问　3.50元
鼻炎防治130问　4.00元
打鼾与疾病80问　3.00元
中耳炎防治　5.00元
牙病防治　7.00元
牙痛及其原发病防治知识　4.50元
镶牙基本技术　6.00元
骨折脱位扭伤的救治与康复　14.50元
类风湿性关节炎治疗62法　15.00元
治疗骨质疏松与骨质增生46法　11.50元

以上图书由全国各地新华书店经销。凡向本社邮购图书或音像制品,可通过邮局汇款,在汇单“附言”栏填写所购书目,邮购图书均可享受9折优惠。购书30元(按打折后实款计算)以上的免收邮挂费,购书不足30元的按邮局资费标准收取3元挂号费,邮寄费由我社承担。邮购地址:北京市丰台区晓月中路29号,邮政编码:100072,联系人:金友,电话:(010)83210681、83210682、83219215、83219217(传真)。